人生、本番は六十歳から！

数々の重病に
打ち克った
私の健康法と考え方

山口幸広
Yukihiro Yamaguchi

共栄書房

人生、本番は六十歳から！——数々の重病に打ち克った私の健康法と考え方◆目次

目　次

第5章 勇気づけられた言葉たち

はじめに

多くのサラリーマンにとって、定年退職は以前からわかりきっていたことのはずなのに、その日は突然やってくるように感じられるといいます。

仕事一筋に生きてきた人も、そうでない人も、その日を境に自分が勤め人でなくなる。この事実に、途方に暮れてしまう人も少なくないと思います。

60歳定年が義務化された１９９８年における日本男性の平均寿命は、77歳でした。定年後20年くらいで人生が幕を閉じるのであれば、老後の心配もあまりなかったでしょう。

しかし、今や人生１００年時代。ただのんびりと過ごすには、定年後はあまりにも長過ぎます。そこで必要になるのが、発想の転換です。

人生、勝負は後半にあり。定年後は第二の人生ではなく、定年後こそを本当の人生にする――この決意があれば、充実した毎日が送れるのではないでしょうか。

私は54歳になった時に考えました。

「来年でサラリーマン生活も役職定年。もう給料も上がらない。60歳で本定年。60歳からはどう生きていこうか」

私は、「自分で考えるばかりではわからない、先人の声を聴いてみよう」と思い、それから毎週、図書館に通い詰めました。

サラリーマン、作家、哲学者、宗教家、実業家、医師、書家、棋士、画家、音楽家……60歳からの生き方のヒントを求め、あらゆるジャンルの方々の本を片っ端から読み漁りました。

サラリーマンだった人たちの望みは、「これからは畑仕事をしながら晴耕雨読の生活を送りたい」「趣味の世界に生きたい」「旅行に行きたい」「ボランティア活動をしたい」などでしたが、一番多かったのは、「今までは家族のため、会社のために働いてきた。これからは、世のため人のためになることをしたい」ということでした。

確かにそう思います。人様のお役に立ちたい。しかし、チャップリンも言ったように、a little dough（少しばかりのお金）も必要です。人の役に立ちながら、自分にも多少の実入りがあることがいい。やはり、定年後も何らかの仕事を続ける必要がありそうです。

ヒルティや福沢諭吉は「生涯を貫く仕事を持つことが幸せだ」と言います。それでは、自分にとって一生涯を貫く仕事とは何だろうか。

もちろん、職業に貴賤はありません。しかし、精神的満足感や納得を得られるかを考えると、何でもいいというわけにはいきません。生涯現役を目指しても、納得できない仕事は続かないだろうと思いました。

シュヴァイツァーは、「専門知識を習得して精神的満足感を得、自由人として働き奉仕して感謝されることに至福を感じる」と言いました。夏目漱石は職業選択の条件として、「仕事の中に趣味を感じることができ、自分を枉《ま》げずにできて、かつ、世の役に立つこと」を挙げていました。

つまり、「好きな仕事を好きなようにして、それが人様のお役に立ち、感謝されて食っていける」というのが理想です。

そのためには、専門的知識を習得する必要がある。いわゆる「士業」か……。どんな「士業」があるか調べてみました。

税理士、社会保険労務士、司法書士、行政書士……。調べた中では司法書士が面白そうだったので、学習参考書を買い、まず民法の勉強を始めました。

すると、法律がこんなに論理的で面白いとは思わなかった！　思わぬ手ごたえを得て、1年少しで完了。次に民事訴訟法に移りましたが、これが面白くない。面白くない勉強は続ける自信がありません。

同じく法律を扱う行政書士の試験科目を調べてみたら、民法はあるが民事訴訟法はない。どうしようかと考えていた矢先、博多で行政書士試験の説明会があるというので、飛んで行きました。

そこで講師からこう言われたのです。

「行政書士は予防法務で、人様を幸せにする職業です」

予防法務。人様を幸せにする……。一生をかけて悔いは無いだろうと直感しました。受験資格がなく、誰でも受けられるというのも気に入りました。

しかし、47歳の時に患った脳梗塞の後遺症で、頭はふらついたままでした。この歳から果たして勉強は続くだろうかという不安が頭をもたげてきます。

その時ふと、昔読んだ糸川英夫博士の話を思い出しました。糸川博士は一式戦闘機「隼」を設計された航空工学者で、戦後はペンシルロケットの開発に携わり、「日本宇宙開発の父」と呼ばれた方です。その名が冠された小惑星「イトカワ」から、2010年「はやぶさ」が幾多の困難を乗り越えてサンプルリターンした時の感激は、記憶に新しいでしょう。

その糸川博士は、何と62歳からバレエを始められました。バレーボールではなく、「白鳥の湖」の方です。バレエでは、足を頭の上まで上げなければなりません。彼はどうしたか。

「まずタンスの一番下の引き出しを手前に引いて新聞紙を一枚置き、その上に片足を乗せる。毎日、新聞紙を一枚ずつ重ねてその上に片足を置き続ける。3年経つと足が肩の上まで上がるようになる」

肩の上まで足が上がるようになるとは！　博士の地道な努力に驚くとともに、私も、無理はできませんが、毎日コツコツとならやり続ける自信はあると感じました。

また、そのころ出逢った言葉にも励まされました。

「学に進むに漸《ぜん》あり。速やかに成らんと欲すること勿れ。唯、循々として已まざれば則ち遂に必ず得ることあり」（南村梅軒）

速成は不自然なんだ、欲張るまい。60歳の定年までに合格すればいいや。「必死に5年も努力し続ければ、何事かは成し遂げられるだろう」という何の根拠もない信念で、やると決めました。

5年後、60歳になる3日前に、行政書士試験の合格通知書が届きました。

体の弱かった私にとって、サラリーマンは気楽な稼業などではありませんでした。鬱や脳梗塞を患い、過酷そのものでした。

そんな私が、定年を見据えて「これからが人生の本番！」と考えを改め、時間を掛けてコツコツと積み重ねてきた努力の末に、新しい人生の糧を得ることができました。

どう死のうかなどと考えるのは止めよう。死は生の中にあり。死ぬ間際までいきいきと働く。そして、ある日突然お迎えが来る——それこそが個人の幸せであり、世のため人のために貢献できる最善の道ではないかと思うようになりました。

本書にまとめた私のささやかな体験が、いま悩み苦しんでいる人のお役に立てばと思います。

第1章　私の体験的病克服法

私は生来病弱で、小学校に上がる前には夜中によく熱を出していました。熱といっても30℃台では収まらず、42～43℃にまでなるのです。幸い、深夜でも早朝でも24時間対応してくれる権藤小児科という病院が近所にあり、すぐに診てもらえる環境にはありました（歌手のさだまさしさんも、この小児科によくお世話になったとエッセイに書いています）。運び込まれるとすぐ太い注射をされて、熱が下がるまで夢うつつでした。天井がグルグル回っていた記憶があります。母は心配でたまらなかったでしょう。

その後もいろいろな病気にかかりました。私の人生は病気との付き合いそのものであり、経験値からすると、それなりに病気を語る資格があるのではないかと思います。

様々な病気と向き合ってきましたが、その都度、何とか克服できました。現在では、脳梗塞の後遺症で靄がかかっていた頭もクリアになり、記憶力は2、30代の時よりもむしろ良くなったのではないかと思います。

以下は私の実体験であり、フィクションは一つもありません。心身の不調に悩まされている方々のお役に立ちましたら幸いです。

1　高血圧

私の家は高血圧の家系で、父も弟もずっと降圧剤を飲んでいました。私も30歳の頃に高血圧と診断されました。体重を落とすと血圧も下がると言われましたが、当時は博多に単身赴任中。仕事が終わると焼鳥、もつ鍋、生ビールで、減量は無理でした。

その後、47歳で脳梗塞になったこともあり、長い間降圧剤が手放せませんでした。

ところが、降圧剤に関する次のような記事に触れ、この薬を飲み続けることの危険性を感じるようになりました。

高血圧診断基準

以前は正常値160／95だったのが、2000年に日本高血圧学会が突如根拠となるデータもなく、140／90に切り下げました。結果、高血圧人口がそれまでの1600万人から2100万人増えて3700万人になり、降圧剤の売上も以前は2000億円だったのが2008年には1兆円を超えました。

日本で唯一行われた70～85歳対象の比較試験によると、脳卒中発症者数も癌発症者数も降圧剤群の方が多かった。降圧剤で増えた脳卒中は脳梗塞です。薬で血圧を下げると脳に行く血液量が減り、血流が緩やかになって血が固まり、その先にある脳組織が壊死するのです。

日常生活は不自由なくご飯も美味しいというのに、検査を受けてみようかなどと考えるのは、自分の肉体に対する裏切りではないでしょうか。健診を受けて病人に転落するのも、自分の体を信頼できなかった報いのように思われて仕方ありません。自身の検査値は、その時の年齢や環境などの状況に応じて必要があって体が調整した結果です。

血圧が一定以上あることは、血液を脳に送り届けるために必須の条件です。老いを迎えれば動脈が硬くなり、血圧を高くしないと十分な血液量を脳に送り届けられないので、若い時より血圧が高くなるよう体が調整している訳です。ある調査では、80歳以上の人達では上の血圧が１８０を超えた方がそれ以下の人達より総死亡率が低かった。薬で血圧を下げるのは精妙な調節機構に無謀にも挑戦する仕業なので、体調が悪くなったりボケたりするのです。

（近藤誠「降圧剤を飲んではいけない」『文藝春秋』２０１４年11月号より）

近藤誠医師は、抗ガン剤批判を筆頭に、現代医療の問題を指摘されてきました。高血圧であれば降圧剤を飲まなければならないと思っていた私にとって、近藤医師の指摘は目から鱗が落ちる思いでした。

また、作家の五木寛之氏との対談でも、次のように述べています。

五木　昔は年齢プラス90くらいがちょうどいいと言われていましたけど……。

近藤　血圧160以上の高齢者を、140と140未満にそれぞれ下げた場合どうなるかを調べた比較試験があります。それによると、140未満になった高齢者の死亡率が高くなっています。その試験結果から、日本では毎年二万人以上が降圧剤によって死亡しているとの推計になります。なぜ高齢者の血圧が高くなるのか。一番大切な臓器である脳は、重さが身体全体の2％ですが、血液は15％以上を必要としています。ところが脳に行く血液を送り込む動脈は十代から硬化が始まってだんだん細くなっていきます。そのために心臓は年を取るに従って強く打って、脳に充分な血液を届けようとする。そのために血圧が上がるわけで、高血圧というのは老化に伴う身体の調節作用なのです。それゆえ血圧を下げると、脳に行く血液量を減らすことになり、脳の働きが落ちて、ボケ症状が出たり、ふらついて転びやすくなります。また血流が減ると、血管内で血が固まりやすくなり脳梗塞のリスクも高まります。
（五木寛之×近藤誠「病院に行かずに身体と対話しよう」『文藝春秋』2018年5月号より）

近藤医師と同じく、現代医療の問題点を指摘し続けた安保徹先生も、「昔の医学生は年齢プラス90が適正血圧と習った。常識的に考えて、血管は年齢と共に硬くなるのだから、全身に血液を巡らせようと体が血圧を上げるのは正常な自己防御反応だろう。年齢を考慮しない血圧管理は意味がないのではないか。一律130以上は高血圧という医者などにかかっては危険だ」とおっしゃっています。

私は、降圧剤に頼らず血圧を下げる方法を模索し、次のような方法で対処してきました。

①少食による体重減

これは意識的に目指したわけではないのですが、いろいろなことがあって体重が減ると、並行して血圧も下がってきました。そして体重が以前より10kg減ったとき、降圧剤は全く不要になりました。一度降圧剤を飲むと一生続けなくてはいけないと聞いたことがありましたが、それは嘘でした。

②スクワット

「下半身の筋肉が落ちると血液が通るべき毛細血管が減って、行き場を失った血液は上半身へ上がって血圧が上昇します。高血圧発症の最大要因は下半身筋肉量の減少です」と、石原結實医師は言われています。

下半身の筋肉量を維持するため、俳優の森光子さんも毎日やっていたと聞いて、私もスクワットを始めました。そんなに深く折り曲げる訳ではなく軽い屈伸程度ですが、10年近く続けていると、太ももやふくらはぎにもかなり筋肉がついてきました。最初は50回くらいだったのですが、今では毎朝５００回やっています。血圧が上がらなくなった要因の一つだと思っています。

③呼吸法

1分間に2～3回の長呼気腹式呼吸（腹式呼吸の際に息を吐く時間を吸うときより極端に長くする呼吸法）をしたあと血圧を測ると、いつもより下がっていると思います。少ない呼吸の回数と横隔膜の刺激が脳の中枢（視床下部）に影響を与えて、血圧を低いレベルにセットするのではないかと言われています。息を吐き出すことによって、血圧に作用するホルモンのプロスタグランジンが肺胞から分泌され、末梢血管を拡張させ血圧を下げるらしいのです。

私はいつも、「息を吐き続ける」ことを心がけています。

④恐れず怒らず悲しまず

恐怖、怒り、不安、イライラなどのストレスは、交感神経を緊張させます。交感神経緊張→血管収縮→血圧上昇となるので、いつも穏やかな心境でいることが大切だと思います。

私の場合は、①の少食にして体重を減らしたことが一番効果的でした。70歳になりましたが、降圧剤は飲んでいません。

また、神経質に血圧を測るのは止めています。体の声に耳を澄ましていれば、血圧が上がった場合は自覚できます。

浜六郎医師は次のように言います。

いま降圧剤を服用している人は、自分で測定しながら降圧剤を徐々に減らしていくことが、安全に降圧剤をやめるよい方法です。急に降圧剤をやめると、急激な高血圧が引き起こされる危険もあります。時間をかけて、血圧を測りながら降圧剤を減らし、血圧が上がる原因を取り除きながら、やがて完全に降圧剤をなくすことが一番よい方法です。

服用している期間にもよりますが、だいたい数か月かけるつもりでやめるのがよいでしょう。長く使っていた場合はそれだけ長く、半年ほどもかけて、ゆっくりやめることが大事です。始めるのは簡単ですが離脱には時間がかかります。朝晩飲んでいる人は、まず朝1回に減らして次に時間をかけてそれを2割減3割減としていけばいいでしょう。

その間、生活習慣の改善に取り組むことが大事なのはいうまでもありません。

（『高血圧は薬で下げるな』角川ＯＮＥテーマ21より）


私の父のように「何か力が入らない」「転倒するようになった」人がおられたら、お飲みになっている降圧剤が原因かもしれません。元気の源は、全身の血流をよくすることにあると思います。

もし、「年齢プラス90以下で降圧剤を処方する」「年齢は全く考慮せずに、一律1３０以上は高血圧」などという医者にかかっていたら、即刻、見限った方がいいと思います。

2　腰痛

日本人にとって腰痛は有訴者率第1位であり、日本人の8割以上が生涯において腰痛を経験しているそうです。これは全世界似たようなもので、ヨーロッパにおける腰痛の生涯罹患率も84％あり、米国では腰痛により、1年間に1000億円以上が失われているそうです。運動不足による筋力低下とあいまって、腰痛は直立歩行を始めた人類の宿命なのかもしれません。

私も57歳の頃、原因不明の腰痛に悩まされるようになりました。腰痛というよりも両背中が痛んで、何かにつかまらないと起き上がるのも一苦労という状態でした。

腰が痛い時は、朝、顔を洗う時、前かがみになることができません。作家の五木寛之も腰痛持ちで、「百寺巡礼」の途中、ギブアップしそうになったそうですが、ある朝、ホテルのユニットバスでトイレに片足をのせて洗顔したら、痛みを軽減できたと書いておられました。私も試してみましたが、片足を何かに乗せれば前傾姿勢でもあまり痛みを感じませんでした。

他にも色々な方法を試してみたのですが、今は毎日、次の3つをすることで腰痛から解放されています。薬も不要、整体院に通う必要もなく、自分でできて何のリスクもありません。試してみられてはいかがでしょうか。

①真向法《まっこうほう》

これは長井津《わたる》という方が創始した体操法です。長井氏は脳卒中により左半身不随となりましたが、独自の体操法を編み出すことで克服。この体操法を真向法と名付け、普及につとめました。私も脳梗塞で倒れた身ですので、実践しようと決めました。

真向法の実践者はたくさんおられます。安岡正篤、渡部昇一の他、東京都知事を務めた鈴木俊一が都知事選のとき、両手を床にピタリとつけた映像を見たという方もいるのではないでしょうか。

真向法体操のやり方については、「真向法協会」の公式ホームページをご覧になってください。「第一体操」「第二体操」「第三体操」「第四体操」の基本的な４つの体操を知ることができます。どれも器具は不要で、簡単なものです。ただしコツは必要とのことで、各地で教室も開かれているようです。

腰痛対策で始めた真向法ですが、出来るようになるにはそれなりに時間がかかりました。大事なのは、１日１ミリ曲げる・伸ばす気持ちです。決して無理をしてはいけません。また、ぎっくり腰等、痛みがひどい時にしてはいけません。

私は６ヶ月続けたら腰痛がほとんど無くなりました。ただし、毎日続けなければなりません。

歳を取ると体が硬くなります。「体が柔らかい」と「若い」は同義語のようにも思えます。私の一日は、毎朝この体操から始まります。

②立腰

哲学者・教育者の森信三《のぶぞう》は、「立腰《りつよう》道」を唱えました。要するに朝起きてから夜寝るまで、いつも「腰骨を立てて曲げない」ということです。森信三は、「立腰教育」が性根の入った子にするための極秘伝であると説きました。
「腰骨を立てる」には、次の３点が大切です。

(1) 尻を思い切り後ろにつき出す
(2) 反対に腰骨をうんと前へ突き出す
(3) 下腹に力を入れる（肩の力を抜くことも大切）

腰骨を立てて姿勢をよくすると、肩こりや腰痛になりにくくなります。やってみると分かりますが、「腰骨を立てる」と気持ちが引き締まり、集中力も高まる気がします。始めは億劫ですが、慣れてくると腰が軽くなるのが実感できます。

月刊誌『致知』２０２３年４月号の田口佳史によると、「立腰」は江戸期の修養法の一つで、造血と血液循環を活発にするために「腰を立てた」ということです。医学的根拠はあるのかと考えましたが、体温を上げると免疫細胞が活性化するという医学的知見がなかった時代から、温泉で病を癒していた日本先人の智慧を信じています。

③腹筋

筋肉量の低下も腰痛の原因だと思います。腰を支える筋肉は腹筋と背筋ですが、背筋は真向法とスクワットでも鍛えられています。腹筋の強化が必要です。

腹筋運動では、足を伸ばしたままだと腰に負担がかかります。そこで仰向けになり膝を曲げて自転車こぎに変えると、腰への負担が少なくなります。私は毎朝500回しています。おかげさまで20代の時のウエストサイズになり、昔のスラックスがはけるようになりました。

負の感情が血流を阻害する

具体的な方法の他に、精神面も腰痛を克服する上で重要だと思います。

以前、夏樹静子の『腰痛放浪記――椅子がこわい』という本を読んだことがあります。3年半あらゆることを試したけれども腰痛が治らない。最終的に絶食療法・

森田療法を受けて「作家：夏樹静子」を入院させたらようやく治ったとのことでした。心因性のものでした。

また、安岡正篤の本を読んでいたら、次のようなことが書いてありました。

「毒気に当てられるという言葉があるが、あれは本当だ。怒りの極にある人の息を試験管に取り、急速冷凍すると栗色の滓《かす》が溜る。それをモルモットに注射すると即死してしまう」

「思い」だけで、それほどの猛毒が体内で生成されるらしいのです。

腰痛（というより背中痛）に苦しめられていた当時の私は、自分のことは棚に上げて、会社でも家庭でもうまくいかないことへの怒りで一杯でした。この「思い」がいけなかったような気がします。

「新怨をもって旧恩を忘るる事勿れ」という言葉もあります。「自分も赦し人も赦そう。もう怨むのは止めよう」そう思って何日かしたら、あれほど何ヶ月も続いていた痛みがほとんど無くなりました。

ただ人間は弱いもので、不満がぶりかえします。試しに、それを放っておいたら痛みが再発しました。体は正直なものだと思いました。再度、怨みや怒りなどの感情は持たないように努めたら、痛みは取れました。やはり原因は負の感情だったのです。

安保徹先生も、「腰痛の原因はストレスによる血流障害です」とおっしゃっています。

相手に対する怒りは自分自身を痛めつけるということがよく分かりました。サムシング・グレイトは、我々をそのように創造されたのでしょう。

3 胃弱（胃もたれ）

体が弱い人は消化機能も弱いといいます。私も、歳と共にちょっとでも食べ過ぎると、すぐ胃もたれするようになりました。

若い時は胃薬を飲んでいましたが、薬は基本的に毒だと思い、大根おろしを食べるようになりました。酒仙・若山牧水も、酒のあては大根おろしだったと聞いたことがあります。

ただ、消化不良には「絶食」が一番効くと思います。今では胃の調子が悪くなると、治るまで食べないようにしています。

私は豆乳だけで一日過ごしたことがあります。体重は３kg減っていました。夕方だいぶ胃の調子が良くなったので、チーズを一切れ食べて焼酎２杯を呑みました。翌朝、まだ胃もたれが取れていません。その日も豆乳だけで過ごしました。昨日３kgだから２kgは減っているだろうと思って夕方体重計に乗ったら、逆に２kg増えていました。人間の体は不思議なものです。

そういえば、「一日青汁一杯で何年も元気に過ごしている方がいる」と、甲田光雄医師が言っておられました。体内に残存する栄養素を代謝しているのでしょうか。または、新たに摂取した物の消化吸収能力が超効率的になったのでしょうか。

そう思っていたら、『ガンが逃げ出す生き方』（安保徹・石原結實、講談社）の中で安保徹先生が、目から鱗の明快な理由を述べておられました。「人間は自分の体の中にある『腸内細菌』を食べている」というのです。

安保　大阪に住んでいる森美智代さんという方は、特製の青汁を一日一回飲むだけという生活を20年続けています。彼女の一日の摂取カロリーは、わずか80キロカロリーです。日本人の平均摂取カロリーが１５００〜２０００キロカロリーですから、いかに少ないかがわかるでしょう。森さんが健康でいられる秘訣は、腸内細菌なのです。

石原　草食動物が肉を食べていないのに体が大きいのは、この腸内細菌のせいなのでしょうか。

安保　そうなんですね。キリンやゾウ、シマウマなどは、干草や植物しか食べませんが筋骨隆々の体をしています。それは、食物繊維を棲みかにしているバクテリアを食べることで、「動物性タンパク質」を摂っているからなのです。腸内細菌は完成した存在といえます。タンパク質、炭水化物、脂肪、ビタミンといった栄養素が過不足なく含まれているからです。

ただし、青汁一杯でふくよかになるためには多少の工夫が必要となります。

それは精神状態に関わることなんです。腸内細菌にとって最高の状態を作るためには、下痢や便秘をしないことです。精神状態がよくないと、どうしても下痢や便秘をしがちなので、できるだけ良い精神状態にする。いつもニコニコ笑ってストレスを遠ざけ、副交感神経を活発に動かすようにします。そうすれば、青汁を一日一杯飲むだけで十分体調を維持できるのです。逆に、精神状態が安定していないと、こうした「少食の世界」に入ることはできません。無理な生活をしてお腹をこわしているような未熟者には、絶対にできない芸当というわけです。

（同書より）

胃もたれは絶食でずっと乗り越えてきたのですが、60代後半から絶食しても治らないようになってきました。歳を取ると胃粘膜が劣化するので仕方がない……とは思いたくない。そんな時、石原結實医師が「腹巻の常時着用」を唱えておられました。

幸いなことに、父親が使っていた長い腹巻が出てきました。二つに折っても腹がスッポリ入ります。この腹巻の常時着用を続けて1ヶ月、ようやく胃もたれから解放されました。

私にとっての胃もたれ解消法は、最終的に次の5点でした。

①少食。もたれている間は絶食
②仕事をし過ぎない。疲れたら休む
③悩まない。ストレスを溜めない
④毎朝500回の腹筋運動（腹筋は天然の腹巻）
⑤腹巻の常時着用

4　宿便

先の安保徹先生の引用にあるように、下痢や便秘をしない、すなわち排泄を良好な状態に保つことは、腸内環境を整え、あらゆる病気や不調を遠ざける上で重要です。

石原結實医師は、「吸収は排泄を阻害する」と言われています。

私は、ご飯をいっぱい食べると、トコロテン式に便を押し出すことができると思っていました。しかしこれは間違いだと言われるのです。

また、甲田光雄医師は次のように言われています。

「消化吸収には莫大なエネルギーが要ります。朝からしっかり食べては排泄の妨げになります。朝は排泄の時間です。呼吸と同じで、まず出す。腹が減ったから、胃の中が空っぽになったから食べるのではなく、排便し腸が空っぽになったから食べる。大食こそ便秘の原因です。便秘をすると宿便から有害物質が全身に回ります。便秘は万病の元です」

一方で、順天堂医院に便秘外来を開設した小林弘幸教授は、「朝は食べた方がよい」とテレビで言われていました。

最終的には自分の体で試してみるのが一番だと思います。私の場合は、絶食して宿便を出し、朝を「排泄の時間」にしたら非常に体調が良くなりました。

5 飛蚊症《ひぶんしょう》

68歳になったある日、突如視界に無数の黒いゴミのようなものが見え出しました。医師の親友に相談すると、「すぐ眼科に行って眼底検査を受けろ！」。

早速眼科に行って、「老化現象のようなものでしょうか」と尋ねたら、「ようなものではなく、老化現象です」とのこと。それでも眼底検査をするほどではなく、経過観察にしましょうと言われたので少し安心しましたが、こんなのに一生付き合うのはごめんです。

いろんな本を読んでいたら、「三方耳引っ張り」というマッサージ法が目に良いと書いてありました。耳たぶや耳の横耳の上の方を引っ張るのです。これを毎日行い、さらに睡眠不足にならないように気をつけて、仕事もセーブしました。

すると2ヶ月くらいでゴミがほとんど見えなくなりました。しかし、仕事で疲れたり睡眠不足になると、また黒いゴミが見えてきます。そんな時は、きまって耳たぶがカサカサだったり赤切れを起こしていました。やはり耳たぶと目の間には経絡があるのだろう。

再度、飛蚊症の原因を調べてみました。

加齢が進むにつれ網膜から硝子体が剥がれていきます。これを後部硝子体剥離といい、飛蚊症の原因としてもっとも多い症状とのことです。60歳代では約半数、70歳代では７割以上が硝子体剥離を発症するとのことです。

網膜が引っ張られるため、網膜への刺激となり通常では見えないものが見えたりします。そのうち、網膜から剥がれると硝子体の濁っている面が網膜に映り、飛蚊症のような見え方を感じるようになるといいます。網膜剥離などの病気が原因による病的飛蚊症ではなく、加齢原因による生理的飛蚊症の場合は、治療の必要がなく経過観察でもよいとのこと。眼科の先生が言われていたことは正しかったわけです。

健康のものさしになった飛蚊症

その後、安保徹先生の本を読んでいたら、「飛蚊症の原因は目の血流障害です」

と書いてありました。「ストレス→交感神経緊張→血管収縮→血流障害」になると読んだ記憶がありますので、血流障害の最大原因はストレスでしょう。

そこで、ストレスの元である「過去の後悔・現在の心配・将来の不安」を大きい順に書き出し、一つひとつ心の整理をしました。加えて、

・睡眠を充分にとる
・仕事で無理をしない、基本的に午前中で切り上げる
・ジムでストレッチ、筋トレ、スイミング、サウナで温まり汗をかく

という毎日を送るようにしました。

70歳の今、ゴミは消えました。しかし、寝不足やストレスがあると、うす黒い雲のようなものが見えてきます。その時も、前記を実践しているとゴミは見えなくなります。飛蚊症は老化現象だと言われましたが、諦めなくて良かった。今では、ゴミが見えるかどうかを健康のものさしにしています。

「血流障害」こそが万病の元ではないか。血流を良くすれば、健康問題のかなりの部分を改善できるのではないかと考えるようになりました。

6　下血

60代半ばの頃、下血が続いた時がありました。不安にはなりましたが、病院には行かずに治そうと思いました。

五木寛之が、病院には行かず、２週間近く患っていた血便を治したと書いていました。敗戦後、朝鮮半島から引き揚げる時に幼い妹が亡くなった。その時、病院に連れて行ってやれなかったことを悔やんで、自らも病院には行かないと決めていたらしいのです。

私の場合は、医者に余計な治療をされるのが嫌でした。

「体が治ろうとする力を信じよう。節制して断食したら、栄養素を含んでいる血液を体外に出すようなことはしないだろう」と勝手に思い込んでいたのです。

下血は大腸ガンなど、大きな病気のサインかもしれませんので、これを真似してほしいとは思いません。ただ、一粒の薬も飲まずに、３週間続いた下血が治ったのは事実です。
以下、完治までの経過を、当時の記録から振り返ります。

2019年3月4日
下血あり。何故だろう？
3月10日
下血7日目。少し良くなってきた。「症状即療法」（症状を抑えるのではなく、症状がそのまま治療であると捉えること）は正しいだろう。止めてはいけない。
3月11日
まだ下血がある。石原結實医師にメール。ご教示願えれば幸いだ。
3月12日
今日から下血が止まるまで酒は止める。呑み過ぎ、悩み過ぎ、欲張り過ぎがあった。もう止めよう。ゆったり生きる。今日2回目の排便で下血が止まった。嬉しい！　欲張らない、焦らない、無理しない。安らかな気持ちで生きていこう。9日間の下血経験は大きかった、集大成とも言える！
健康にも知性が必要。「症状即療法」と五木寛之を読んでいたから、体に任せることが出来た。
3月16日
また下血。治るまでビールも酒も止める。
3月17日
「絶食」と「発熱」で治すゾ！　昨夕、ほとんど食べず。朝、内臓が絞れて腹が鳴る。午前中サウナ。昼、下血が止まった！
3月18日
また下血。ふざけるな！と言いたい。しかし血色も悪くない。食べ物も美味しい。これがガンなら不思議議だ。
3月20日
下血が止まるまで食べない。朝、人参林檎ジュース。夕方まで生姜紅茶。黒砂糖。チョコレート。夜、うどん少々。

3月21日

下血を止めるために、考えたことは全て実践する。

①絶食

②体を温める

③クンバハカの体勢で息を吐き続ける

④すべきことに没頭する

心配して良くなるのであればいつまでもクヨクヨ心配するが、悪くなることはあっても良くはならない。心配なんかしない！　下血が止まったら、それは「絶食」のお陰だろう。「ファスティングは免疫力を高める。癌、大腸炎に優れた効能がある」（米、M・イトチェン博士）。治癒のためには食べない方がいいことを動物は知っている。

3月22日

ついに下血が止まる！　2回、少しずつ排便あるも出血無し！　今日も朝昼は食べない。夜うどん少々にする。

3月23日
昼排便、出血無し！　もう大丈夫だ！
3月24日
昼排便、出血無し！
3月25日
大腸内視鏡検査。問題無し！　もう完全に大丈夫だ！

私は下血を絶食で克服した経験を通じて、「健康と生きる喜びとゆとりを持って生きる大切さ」を実感しました。脳梗塞で「死に対する恐怖が無くなった」ことと同等の財産になったと感じています。

7　白髪にならない方法

私が信頼する石原結實医師は、次のように言われます。

漢方では髪のことを「血余《けつよ》」といいます。身体中に血を巡らせた後、余った血が頭髪に流れるという考え方をしています。人間の体は命に関わる部分を優先的に機能させるので、全身状態が良くないと髪まで栄養が行き渡りません。そのため、貧血の人、血液の栄養不足、病気が長引いた人、栄養状態が悪い人は間違いなく髪がパサパサしてきたり髪の毛が抜けたりします。

人間は歳を取ってくると、腰や膝が痛くなったり足がむくんだり、排尿の力が弱まるなど下半身の力が落ちてきます。これを漢方では「腎虚《じんきょ》」といいます。下半身の力が弱ると髪の毛が抜けたり白髪も進みます。

強度のストレスが続くと白髪が多くなったりします。ストレスにより副腎皮質からアドレナリンが分泌されて、血管が収縮し、血行が悪くなるためでしょう。

まずは血液の流れ（血行）を良くする。

食べ物は、血液をきれいにするニンジン、セロリ、パセリ。血行をよくするアリウム属の野菜であるニラ、ニンニク、ネギ、タマネギ。

　スクワットなどの運動をする。

『白髪は防げる』（辻敦哉）によると、「髪に重要な養分はミネラルと蛋白質」であるという。


　私は白髪の家系で、父も母も弟も妹も白髪ですが、私だけ白髪が増えません。石原結實医師に倣って、少食にしているからだと思います。

　朝は人参・林檎ジュース（人間に必要なビタミン・ミネラルを全て含む）だけ。喉が渇いたら水代わりに豆乳を飲んでいます。空腹感がある時は、黒砂糖を舐める。昼は蕎麦を軽く一杯という生活をずっと続けています。物を食べると胃に集中する血液が、少食にすると毛根にも供給されるからではないでしょうか。

　アリウム属の野菜は大好きです。スクワットとジムでの運動・サウナは日課になっています。心配しない・心の安定を目指しているのも、良いのではないかと思います。

8 コリ

「無枕安眠法」は、『人生二度なし』（森信三、致知出版社）に載っていた、枕なしで眠る方法です。

枕なしで眠るのがなぜよいのか。

人間の頭というものは非常に重いものですが、それが枕を使うと、そのうちの何分の一かの重みが首の骨を伝わって、脊椎の十二骨から十五骨までの辺りにかかるので、自然にそこが凝ります。そこはちょうど肩甲《けんこう》の内側に当たる所ですが、昔の人は、その辺のことを「けんびき」と呼んでいました。けんびきが凝るのは万病の原因として、針灸では一番大事な所としているわけです。

ところが「無枕安眠法」を続けていますと、それまで肩や背中が、どんなに酷く凝った人でも、すっかり凝らなくなるから不思議です。

私も実践するようになってから首と肩のコリが取れ、寝つきが良くなりました。

9　鬱

40歳の時、地方営業所から本部の営業課長に抜擢されました。プレイヤーとしてはかなりの成績を上げていましたが、マネージャーとしての素養はゼロでした。部下には反発される。上司には楯突く。上下の板挟みに合い、３ヶ月で出社できなくなりました。

病院に行ったら「自律神経失調症です」との診断。やはりストレスが原因で不調になっているようです。

畏友・長野浩志医師が、大分の日田で痴呆性老人病院を開業していました。相談に行ったところ、「もう鬱になっちょる。大牟田にサラリーマン専門の病院がある。そこに入院しろ。心の風邪だ、休めば治る」とのこと。

私は「いや休めない」と反発したものの、「まだ40代だ。無理すると取り返しがつかなくなるぞ」と警告されました。

すったもんだの挙句、「お前の所だったら入院する」「分かった、一部屋空けよう」となり、入院が決まりました。

入院前、妻が医師から最初に言われた言葉は、「ベルトとか長い物は決して病室に持ち込まないように」

鬱の繰り返し

ある日の午後、入院してそのままベッドに倒れ込みました。夜になっても起き上がる気力がありません。翌日もそうでした。髭も剃らない。あれほど好きだった風呂にも入る気がしない。毎日、終日ベッドに横たわったままでした。鬱とは、疲れ果ててエネルギーが枯渇した状態でした。

やっと起きあがろうという気になったのは、入院して10日ほど経った頃でした。「疲れが取れたら、人間は自然と起きあがるんだ」と実感したのを覚えています。ガラス越しに若い綺麗な看護師さんを見たら、急にムラムラして思わず左手が下半身に伸びていました。情けないと思いましたが、元気になったんだという喜びの方が大きかった。

3ヶ月ほどしてやっと退院しました。しかし、出社しても心が落ち着かない。不安感が消えない。再入院となりました。2度目の社会復帰まで、再度3ヶ月の期間が必要でした。

その後、54歳になると、不安と心配の毎日が始まりました。来年で役職定年。20～30％下がると聞いていた給与は景気悪化の折、50％ダウンとなりました。家のローンも残っている。脳梗塞の後遺症で頭もふらついたまま。「定年後はどうしよう……」と、悲観的な考えばかりが浮かびます。

それから2年間で、奥歯が8本抜けました。なぜだろうと思っていましたが、「髪の毛は皮膚が進化したもの。歯は骨が進化したものだが、辛い目に遭って血流障害になると進化した場所が維持できなくなる」という安保徹先生の見解を知ったのは、65歳を過ぎてからでした。

髪の毛が抜けなかったのは不幸中の幸いでしたが、3度目の鬱になりました。しかし、3度も休職すると確実にクビだ。子供達がいる。休むわけにはいかない。薬は日田から送ってもらおう。

毎日「ラストディ、ラストディ……」と呟きながら、足を引き摺って出社していました。最後の日だから頑張ろうというような前向きの気持ちではありません。明日を考えると辛すぎる。何とか今日一日だけは乗り切ろうと、ひたすら耐える毎日でした。

鬱の原因と対策

鬱になってから、どうしたら不安や心配が無くなるのだろう。気持ちが楽になるためには、どうしたら良いのだろうと考えました。

まず、座禅や瞑想に取り組みました。道元は師である如浄から「坐禅の時には心を左の掌の上におくべし」と教えられたと知り、それを意識してみました。

仏教の瞑想法の一つである数息観《すそくかん》を取り入れ、吐く息を数えることもしました。

そんな中で一番効果があったのは、「心を足心《そくしん》に置く」ことでした。

江戸中期の禅僧・白隠慧鶴《はくいんえかく》が、弟子たちのために残した養生書『夜船閑話《やせんかんな》』に、

「心を足心に置けば百一病を治す」という一節があります。これは、仏のお言葉として「心を足の裏・土踏まずに治めると、百一の病を治すことができる」という意味です。

これを具体的にイメージすると、「足の裏から細く長く息を吐き続ける」こと。意識を足の裏に置いていると、不安感がありません。心配することが出来ないのです。

西野バレエ団の創始者で西野流呼吸法で知られた西野皓三は、「足芯《そくしん》呼吸」を唱えていました。『荘子』には「真人の息は踵を以ってし、衆人の息は喉を以ってす」とあります。

「足の裏で呼吸する」意識を持つことで、精神的な不安をなんとか乗り越えることができたのです。

鬱になった原因についても、考えるようになりました。

入院した時、畏友・長野医師が「幸広、人目を気にするな」とばかり言っていました。最初は意味が分かりませんでしたが、次第にこれが大きな原因だと気づきました。要するに、私には「自分が無かった」のです。

思えば、いつも人の目ばかり気にしていました。自分の気分を他人に依存していて、落ち着けるはずがありません。鈴木大拙は「禅で一番大切な教えは何ですか」と問われ、「依頼心を捨てよ！　これに尽きる」と答えたそうです。

そこで私は、人に好かれようと思って自分の意に沿わないことをするのは止めよう。人に嫌われるかもしれないと恐れるのは止めよう。人に依存するのは止めよう。そう決めたのです。

「随所作主」（与えられた場所や自分が選んだ道に従い、主体的に精一杯生きること）を心がけるようになったら、一人相撲で疲れることは無くなりました。

こうした経験を通じて、私は鬱からやっと脱却できました。

いま振り返ると、自分が鬱になったのは意味があるように感じます。精神科医の町沢静夫医師は、次のように言います。

老年期に入る前の四十〜五十代では、うつ病になったことをきっかけにして性格が劇的に変わることがよく見られるものです。うつ病になったということは「これまでの性格ではやっていけない」という壁にぶつかったことを意味することにもなるのです。この年代の場合、うつを見逃さず、しっかり受け止めることができれば、よい転機となる可能性もあるのです。

（『人生の先が見えたとき読む本』町沢静夫、ＰＨＰ文庫より）

鬱になるほどの悩みがあったから、行政書士を目指そうという気になった。私にとって鬱は、神の恩寵のような試練だったのかもしれません。

鬱を乗り越えて、依頼心が消え、自分があるという安心感を得られたのは、大きな財産になりました。

10　脳梗塞

最後に、47歳の時、生死の境をさまよった脳梗塞について述べていきます。

その日、私はスーパー銭湯に行くつもりで出掛けようとしていました。すると、「顔色が悪いからみんなで一緒に行きましょう。私が運転するわ」と妻が言います。スーパー銭湯に着いて助手席から一歩車外に足を踏み出すと、フワッと真綿の上に降りたような感じがしました。この時すでに、予兆はあったのです。

服を脱いでサウナ室に入った途端、脂汗が出てきてしゃがみこんでしまいました。風呂どころではなく、脱衣所に戻って横になっていました。その後、家族と合流して車に乗り、「家に帰ろう」と言ったら、妻が「山内先生（学生時代の同期）のクリニックに行きましょう」と言います。

立ち寄って血圧を測ってもらうと、あっという間に200近くに跳ね上がりました。

「山口、舌を上げろ！」

素早く降圧スプレーをかけられました。

「すぐ救急車を呼んで！」

幸いなことに、通りの反対側に大分でも有名な脳神経外科がありました。救急車で運び込まれ、緊急入院となりました。

その夜は一晩中、昼間食べた焼きそばを吐いていました。吐いたあと唾を飲み込もうとするのですが、そのゴクリができません。嚥下障害というやつでした。吐く以上に苦しかった。

翌日の検査結果で、「椎骨動脈解離《ついこつどうみゃくかいり》による動脈瘤《りゅう》ができている」と告げられました。椎骨動脈とは首の骨の中を通っている血管で、小脳や脳幹に血液を送る重要な働きをしています。その血管は三層構造になっているらしく、内側の層が裂けて血液が入り込み、動脈瘤ができて血管を塞いでいる。いわゆる「脳梗塞」でした。意識朦朧のまま点滴が始まりました。

コイル塞栓術による手術

1週間後、動脈瘤の状態を調べるために血管造影となりました。これは、足の付け根・鼠蹊部《そけいぶ》からカテーテルを挿入して頭部椎骨動脈まで進め、造影剤を注入しながらX線検査をするというものでした。入院直後もしたのでしょうが、意識朦朧だったので覚えていません。

造影剤を注入されると、頭の中に熱湯を注ぎ込まれたような感じがしました。結果、動脈瘤は小さくなるどころか破裂寸前でした。緊急手術です。

後で調べたのですが、当時、脳動脈瘤の手術は頭蓋骨を開頭して動脈瘤ができている箇所の前後の血管をクリップで留めて破裂を防ぐという「クリッピング」が主流でした。血流を遮断して大丈夫なのかと思いますが、脳に行く動脈は左右の頸動脈と椎骨動脈の計4つあり、1つが塞がっても大丈夫なのだそうです。

ところが、これも幸いなことに大学から派遣されていた若い医師が、「コイル塞栓術」を身につけていました。「コイル塞栓術」とは、鼠蹊部を通る大腿動脈からカテーテルを挿入して数ミクロン単位のプラチナコイル束を動脈瘤内部に満杯充填し、瘤の破裂を防止するという施術でした。

脳動脈瘤が破裂すると、「くも膜下出血」という致命傷を引き起こします。脳動脈瘤の破裂を防ぐためには、様々なアイデアが試されてきました。

北アイルランド生まれの脳神経外科医ショーン・ムランは、１９７４年に時計部品の銅合金製「ヒゲゼンマイ」を動脈瘤内に送り、コイル状にぎっしり詰め込んで電気を通し、血液を凝固させる「電気血栓法」に成功しました。ここから脳動脈瘤にコイルを詰める治療法が大きく飛躍。１９９０年には、カテーテルを通してプラチナコイルを動脈瘤に充填し、電気で切り離す画期的な治療法が開発されました。日本に導入されて脳動脈瘤コイル塞栓術が始まったのは１９９７年。私がコイル塞栓術を受けたのは２００１年です。大分の若いお医者さんは、どこで「コイル塞栓術」を習得されたのでしょうか？

このお医者さんが居られなかったら、開頭されて手術が上手く行っていたかどうかも分かりません。開頭による肉体的・精神的負担も計り知れません。

手術して1週間後の朝、副院長が病室に入って来られて一言、

「これで生命の危機は去りました！」
私は朦朧とした意識の中で聴いていました。

回復へ

リハビリを始めて何日か後、読んだ本に「脳梗塞発症後3ヶ月以内に戻った身体機能以上には回復しない」と書いてありました。その本は病院にあったのか、買ってきてくれと頼んだのか、誰かが持ってきてくれたのかはよく覚えていません。最初は立てないし真っすぐ歩けません。しかし、それを読んだその日から毎日、数時間汗びっしょりになるまで運動場や階段を必死に歩き回りました。

数十日後、ある人から「お兄ちゃんは、ここへ何しに来てるの？」と訊かれました。傍目には病気とほとんど分からないくらいに回復していたのです。

同時期に脳梗塞を患った先輩は、発症後2、3年してもリハビリをされていましたが、手足の麻痺は治りませんでした。

あの日、妻が「運転するから一緒に行こう」と言ってくれなかったら。

帰りに「クリニックに寄ろう」と言ってくれなかったら。

クリニックの通り向かいに、あの脳神経外科がなかったら。

そこに「コイル塞栓術」を出来るお医者様がいなかったら。

「発症後３ヶ月以内に戻った身体機能以上には回復しない」という本を読んでいなかったら……。

どれ一つ欠けても、今の自分ではあり得ません。

綱渡りの連続。奇跡でした。

「生かしてあげるので、世のため人のために尽くしなさい！」とサムシング・グレートが言って下さっているのかもしれない、勝手にそう思いました。生涯、人様のお役に立てるように精進していこうと誓ったのです。

脳梗塞になった原因

営業課長時代、銀行の貸し剥がしが原因で得意先が倒産しました。当時はプレーイングマネージャーで、一番多くの数字を抱えていました。外勤から疲れて帰ってきて自分の事務処理の上、上司が本部に報告するための書類を作れと言います。上司に、「マネージャーとしての仕事はするから、得意先を課員に割り振ってくれ」と頼んでも、反抗ばかりしていたので聞いてくれません。

帰宅は毎晩深夜。晩酌してもなかなか寝付けません。3、4時間ウトウトすると、もう出社。そんな生活が40日ばかり続いたあと発症しました。今思えば労災でした。しかし、ハンディキャップを抱えた人間を定年までおいてくれた会社とサポートしてくれた同僚には、心から感謝しています。

血管造影をしている時、「俺は死ぬのかなぁ」と何回か思いました。でも、あれほど臆病な自分が、なぜか恐怖を感じなかった。脳の血流が悪かったので、クリアに心配することができなかったからなのか。「死は眠りであり、永遠の忘却である」という言葉を思い出したりもしました。

人間の負の感情の最たるものは恐れであり、恐れの最たるものは死である――。「死は怖いものではない」と実感できた経験は、私にとって、かけがえのない財産になりました。

第2章　酔っ払いサラリーマンの勉強法

定年後の仕事として、行政書士になることを決めた私。ということは、サラリーマン生活の最後、仕事と資格取得のための試験勉強を両立させなければなりませんでした。

私のような人間が、どのようにして合格率10％程度の難関である行政書士試験を突破することができたのか。当時の記録を振り返りながら、試行錯誤の勉強法をまとめてみたいと思います。

1　角栄式勉強法

いざ行政書士試験の勉強を始めたものの、夜は晩酌するので勉強できない。体が弱いので7時間は寝ないと疲れが取れない。だから22時までには床に入りました。

平日は朝5時に目覚ましをかけ、オールナイトの銭湯でサウナに入った後、出社前に2時間ほど勉強。休日は、土曜日に1時間ほどプールで泳ぐ以外は終日勉強。1年半程そんな生活を続けましたが、それでも時間が足りません。

そこである晩、家族にこう宣言しました。

「お父さんは今日から晩酌を止めて夜も勉強します」

だが、パチンコ・麻雀他何の遊びをする訳でもない。好きだったゴルフも、脳梗塞以降は止められている。唯一の楽しみである晩酌も出来ないのは、最大のストレスです。三週間で音を上げました。

「ゴメン。今日からビールだけ飲ませて！」と前言撤回。なんと情けない……。

それでも３５０㎖の缶ビール一缶だけに抑え、１、２時間は勉強しました。

その頃、早坂茂三著『田中角栄』を読んでいると、こう書いてありました。

「政治家は、夜は宴席をいくつも掛け持ちし帰宅は午前様のイメージがあるが、田中角栄は違う。20時には宴席を切り上げて帰宅すると山盛りチャーハンを平らげ、21時にはバタンキューで寝た。尋常でないのは、その後である。午前0時には起き、外務省の公電他資料を読みふけり、テーブルに広げていた国土地理院の地図をチェックし、二度寝の床に入るのは午前三時。これを一年３６５日、判で押したように続けた。地方巡業で土地の様子を指摘された首長は皆絶句した」

これを読んで「角栄式勉強法」で行こうと腹を決めました。

晩酌できるので21時就寝は問題ない。午前0時に目覚ましで起きるのも問題ない。ところが、午前3時に寝ようとしても、なかなかバタンキューとはいきません。朝方まで寝付けず、仕事中も頭がぼーっとしている日が続き、慢性の寝不足状態に。

けっきょく、一ヶ月で音を上げました。

2　秀行式勉強法

次の勉強法にチャレンジしようとしたきっかけは、将棋の米長邦雄が書いた、囲碁の奇才・藤沢秀行に関する本でした。

藤沢秀行という人は、誰の弟子に限らず、いろんな若手を集めて指導していた。ある日、米長邦雄が藤沢道場を訪ねると、秀行さんが林海峰と早碁を打っていた。夏場だったので、秀行さんの湯飲み茶碗に入っている茶色の液体は麦茶だろうと思って飲んでみると、これがウィスキーのストレート。それでも「林ちゃん早くやんなきゃ駄目だよ」などと言って負けない。

この人は毎日ウィスキーひと瓶空けていたそうですが、「俺は酒も飲むが、囲碁の勉強はそれ以上にする」と言っていました。いくら酒を飲んでも帰宅後一局並べなければ寝ないという、アマチュアで何回も名人になった人がいるという記事も読んだことがあります。

さっそく試してみました。風呂から上がると焼酎を持って自室に閉じ籠り、水割を飲みながら勉強。ただし、ある時点で突然、文章が理解しづらくなる。解けるレベルの問題が解けなくなる。その時はスケベ根性を起こさずに、スパッと止めました。このタイミングで止めれば、少々酔っていてもそれまでの勉強内容は頭には入っているものです。

いろいろ試しましたが、この方法が一番自分に合っていました。というよりも、この勉強法しか続かなかった。

焼酎を抱えて部屋に閉じ籠もり、数時間後には酔っ払って出てくる。家族の者は、単に呑んだくれているだけだと思っていたかもしれません。しかし、間違いなく必死に勉強はしていたのです。

3　記憶のコツ

行政書士の勉強は、受験予備校の通信教育でした。毎年合格者が発表されると、何名かが合格体験談を披露するようになっています。ある方が「私は60過ぎの合格者が、10回忘れたら11回反復し直したという話に感激して努力しました」と言っていました。

ところが自分はといえば、11回どころか20回、30回反復してもすぐ忘れてしまう。脳梗塞の後遺症で頭がフラついているから仕方ないと諦める訳にもいかない。どうしたら良いのだろうと思っていた時、ふとこう考えました。

「創造主は人間を、忘れるように創られたのか、それとも忘れないように創られたのだろうか？」

自分は今まで生きて来ていろんなことがあったが、もし、そのすべてを忘れることができなかったら気が狂っていたかもしれない。そうだ、私は人一倍「忘れるという能力」を授かっているんだ。同時に、何度も反復すれば記憶できる。忘れないでもいられる。何と有難いことだろう。

そう思い至ったとき、記憶できないという悩みは消え失せました。

天才ヴァイオリニストと言われる吉村ひまりは小学生の頃、「私は弾けるようになるまで、1000回でも2000回でも練習します」と言っていました。天才でもそうなのだ。いや、「執拗な努力」ができることこそ、天才たる所以なのだろう。「よし、俺も回数無制限で記憶できるまで反復する！」と決めました。「量質転化」という言葉もあります。素質はなくても、とにかく諦めないで量をこなしていれば、いつか質が花開く。

行政書士試験関連の法律は、行政不服審査法・行政手続法・行政事件訴訟法の計150ヵ条。それから日本国憲法103ヵ条と、地方自治法・個人情報保護法等、主な条文を含めると合計約300ヵ条あります。

57歳のある日、これを通して言える日がありました。その時には、頭の靄もかなり晴れていました。使うほどに毛細血管のバイパスができるというのは本当だと実感したものです。

エビングハウスの忘却曲線

ドイツの心理学者ヘルマン・エビングハウスは、人間の記憶が時間経過によってどのように変化するのか、実験を用いて記述しました。縦軸に記憶率、横軸に時間を取ってグラフ化された曲線を「エビングハウスの忘却曲線」と呼びます。エビングハウスが実験で使ったのは「無意味語」（子音・母音・子音の無意味な音節）で、これは「意味語」より忘却率が大きくなり忘却スピードも早くなるらしい。理解しなければ、忘れやすいということでしょう。

実験結果によると、人の記憶は20分後には42％、1時間後には56％、1日後には74％、1週間後には79％忘却するといいます。暗記しても復習しなければ、翌日には7割以上忘れるのです。これは、「頭が良い」と言われている人（＝記憶が得意な人）であっても、勉強が苦手な人であっても、大差は無いらしいです。

要は、「忘れないうちに繰り返す」ことに尽きるのではないでしょうか。スタート時点で極力、理解と記憶に努めることが大切なのは言うまでもありません。

勉強の癒し

とはいえ、試験勉強で疲れ果ててしまうこともありました。そんな時癒してくれたのは、なでしこジャパンが決勝戦でアメリカに勝った試合と、ＮＨＫドラマ「坂の上の雲」のＤＶＤ鑑賞でした。感動すると60兆個の全細胞が打ち震えて活性化し、歓喜の涙は全身を浄化して、力が湧き上がってくるような感覚でした。こうしてパワーをもらい、再び勉強に向かっていったのです。

4　私の日課

そんなこんなで、５年を経て無事行政書士試験に合格することができました。現在の私の一日は、苦しかったサラリーマン時代の反省や、行政書士を目指して勉強していた頃の気づきを土台とした、健康第一で無理なく仕事の続けられるスタイルに落ち着いています。

【6～7時　起床】

①呼吸法（白隠禅師の仰臥禅《ぎょうがぜん》と塩谷信男の正心調息法をミックスしたもの）

・お腹を凹ましながら細く長く息を吐き切る
・お腹を膨らましながら息を吸う
・お腹に息（酸素）を吸い切ったら、横隔膜を下げて肺の最下部まで息（酸素）を吸い切る
・丹田（ヘソと肛門を結んだ中間辺り）に力を込めたまま3秒息を止める（このとき肛門はぎゅっとしめたまま）
・脳圧を下げるために鼻からフッと息を吐く
・お腹を凹ましながら、細く長く息を吐く（30秒から1分くらい）。ある禅僧曰く、「鼻先に羽毛を付けて、羽毛が揺れないくらいの微かさで」（私の場合、息を吐く長さは最長1分くらいだった。禅の高僧の中には3分くらい吐き続けられる方もおられるらしい。齋藤孝は3秒吸って2秒溜めて15秒吐くと言っている。自分で心地よい方法を試してみたら良いと思います）
・吐き切ったら、5～10回繰り返す
②背腹運動１００回

③アイソメトリック運動
④真向法
⑤自転車こぎ腹筋500回
⑥スクワット500回
・朝食は人参・林檎ジュースだけ。空腹を感じたら生姜湯か黒砂糖を舐める
（水代わりに豆乳常備）

【9時～仕事】
・基本的に仕事は午前中に集中して行なう
・昼食は、腹が減ったら蕎麦を少々。減らなかったら食べない

【14時～アスレチックジム】
・ストレッチ
・筋トレ
・スイミング
・サウナ

【16時～自由時間】

・読書をしながら晩酌。至福の時

【18時～就寝】

・眠れない時は読書

第3章　日本の医療は狂っている

1　家族の病気から

私は40歳から鬱で2度入院し、47歳の時に脳梗塞で死にかけましたが、60歳の定年まで勤めることができました。また、定年間近に行政書士試験に合格し、70歳の今も年中無休で働くことができています。鬱は大分県日田市にある上野公園病院の畏友・長野浩志院長に、脳梗塞はコイル塞栓術を施してくれた若いお医者さんに助けて頂いたからです。心から感謝しています。

しかし、私の父母、弟に対する医療は、狂っているとしか言いようがないものでした。

母のC型肝炎

母は60代の時、C型肝炎に罹患しているとの診断を受けました。他の家族4人は誰も罹っていません。原因は分かりません。

当時、抗ウイルス薬のインターフェロンでの治癒率は、3割くらいと言われていました。しかし、副作用として髪の毛が抜けたり、鬱状態になる人が多いとも言われていました。母は鬱傾向が強かったので、歳を取って厭世的になるのは可哀想だと思い、インターフェロンはやめました。「疲れが出ないように無理しないで行こうね」と声を掛けたものです。

検査入院した時のことです。検査結果は問題ありませんでした。しかし、不安と辛い検査からやっと解放されるのでホッとした母に対して医者が放ったのは、信じられない言葉でした。

「これで無罪放免という訳ではありませんからね」

患者にとって医者の言葉は、神の啓示のようなものです。気持ちが収まらず、畏友・長野医師に不満をぶつけました。

「良かったですね、このまま無理をしないで行きましょうねと言うのが医者の仕事だろう。何を考えているんだ！」

「学校では、患者にどんな言い方をするのかまでは教えないからなぁ」

「それが一番大事なことだろう！」

検査するよりも、薬を出すよりも、「患者が癒される言葉」をかけてあげることの方が、よっぽど大切な医療行為なのではないでしょうか。〝病気のデパート〟だった作家の遠藤周作も、同じようなことを言っています。こんなことは教わる／教わらない以前に、医者本人の人間性の問題でしょう。

要するに、医者になる素養のない人間が医者になっていることが問題なのです。医学部も単にペーパーテストの成績だけで合否を決めるのではなく、医者になる素養があるかどうかを判定基準にするのが先ではないか。人間性を備えた医師が開業して繁盛すれば、「やっぱり、あの学校出身のお医者さんにかからなきゃね」となる。そうすれば、応募が少ないと悩むこともない。黙っていても学生は集まってくる。そんな王道を行く大学の出現を、心より願っています。

弟の膵臓ガン

弟は60歳の定年間近に膵臓ガンが見つかりました。他企業と部門別合併があって、負けたくないという気持ちもあったのか、点滴を打ってまで出張したりしていました。寡黙な頑張り屋さんでした。

抗ガン剤には疑念を抱いていたので、同じ意見だった弟の親友と一緒に、温熱療法など体を痛めつけない治療法を試してはどうかと勧めました。ところが、主治医は代替医療は認めないという考えで、弟も私たちの意見を聞き入れません。この主治医は温厚そうで、土日も出勤して患者の面倒を見る真面目な方でした。それが却って悪かった。弟は全権委任していました。

しばらく小康状態が続きましたが、抗ガン剤のタイプを変えた途端に、憔悴しきった状態になりました。見るに見かねて、「こんなに息も絶え絶えなのに、これ

以上抗ガン剤を打ち続ける意味があるのですか?」と主治医に訴えました。すると主治医は、

「これは標準治療なんです」

と平気で言います。

誰の目にも、明らかに痛めつけられているとしか思えないのに……。

数日後、弟は息を引き取りました。人生の最後に、なぜあんなに苦しまなければならなかったのか。苦しまないで最期を迎えられたはずだとの思いは、未だに消えません。

父の腎臓病・脳梗塞

私の父親は頑健で、とても89歳には見えないと言われるほど元気でした。ところが数年前から、よく転倒するようになりました。腎臓専門医を紹介されて送迎するようになったのですが、薬を10種類以上処方され、そのうちの4種類は降圧剤・利尿剤でした。

腎臓病とは何かと調べてみると、「腎性高血圧」とありました。腎臓は血流を良くして腎機能を修復するために自ら血圧を上げる。やはり、「症状即療法」だ！

そこで父の主治医に上の血圧をいくつでコントロールしているか尋ねると、「130です」と言います。

「それは20代の目標数値じゃないですか？」と訊くと、「血圧が高いと腎臓の糸球体に悪いから、血圧は下げないといけない」

高血圧という体の正常な反応を認めない。脳梗塞のリスクも何ら考慮していない。腎臓検査の数値が少し悪くなるとすぐに、「透析ですかね？」と言う。私は不信感をもつようになりました。

そんな時、安保徹先生の講演録に出会いました。以下、その内容です。

今から15年くらい前ですけど、透析に入っている人の人数は10万人だったんですね。1年に1万人くらいずつ患者が増えていると言っていた。で、15年経ちましたから25万人になったのかなぁと思って最近の統計をみたら、もう40万人になっているんですね。医学が発達していたら、1万人を5千人にしたり4千人にできるはずなのに、むしろ1年に2万人規模で新しい透析患者が増えている。

透析に入る人の数を止められないのは、急性腎不全や慢性腎炎になる根本原因を専門家が理解していないからなんですね。もう圧倒的に過酷な生き方で血流障害が起こっているから、腎臓で尿が作れない。腎臓は大量の血流から原尿を作って、その原尿から電解質や水分を再吸収して尿を作っている。出だしの血流がないと、腎臓は十分働けない。

この血流を悪くするのが、生き方の過酷さなんですね。何日も徹夜みたいな日が続いたり、凄い心配事を抱えて悩み続けて顔色が悪いというような独特の血流障害で腎臓をやられている。ここで病院に行くと、むくんでいるしたんぱく尿が出ているし、血液検査で腎機能が低下しているデータが出る。そこで何やるかというと、利尿剤と血圧を下げる治療が始まります。

ところが、おかしなことにこの二つの治療が決定的に血流を悪化させる治療になっている。普通の臓器は血液が回ってこなくなってもじっと耐えるしかないが、腎臓は血流が足りなくなると自分のところに血流を呼び込む装置を持っているんです（腎性高血圧）。

「腎性高血圧症」を体の失敗と捉えて降圧剤を処方するのは間違い。急性腎不全から良くなる人や透析をやっても止められる人は、血圧が高いままに抵抗した人が助かっているんです。腎臓専門家に行くと、利尿剤と降圧剤で徹底的に腎臓の血流を止められて、透析に入ってしまう。透析を考えといて下さいと言われたら、まず薬を半分に減らして体を温め、ほどほどの水分をとって血流を増やすということをやれば、透析から逃れられるんですね。

透析に入った人でも、体を温めて程々の水分量をとりだすと、自前のおしっこが出てくる。腎臓の専門家ではない先生の治療を受けると、5年経っても10年経っても、腎臓は悪いけど透析まではいかない。腎性高血圧は腎臓の血流を増やして自ら治ろうとする治癒反応です。腎臓専門医は増えたのに、透析患者は減るどころか増える一方です。

（2013年6月9日、星稜会館にて）

透析患者１人当たりの医療費は、年間約５００万円かかるそうです。自己負担が月に１～２万円として、残りは公費となります。父がかかっていた、いわゆる腎臓専門病院は、透析患者で溢れていました。もともと治せない。治す気がないから、患者は増える一方で大繁盛していた訳です。

父は、ある朝、倒れて救急車で大学の脳卒中外来に緊急搬送され、検査入院となりました。その時は普通の会話もでき、何の障害もありませんでした。ところが３日後の朝、電話があり「麻痺が出ました。説明するので来てください」とのこと。飛んで行って説明を聴きました。念のために目標血圧を尋ねると、１３０と言います。本当にそれでいいのだろうか。血圧について、近藤誠医師が語っておられた記事（14～15ページに引用）を思い出しました。父の症状は、脳に行く血液量の減少により生じているようにしか思えない……。

父は、入院する前は何ともなかったのに、入院したばかりに半身不随になりました。クレームをつけると充分な治療をしてもらえないかもしれないと思い、事を荒立てるのは止めました。

数週間経って、これ以上の治療はないからとリハビリ病院へ転院となりました。私は脳梗塞後3ヶ月以内のリハビリが大切なことを実体験として知っていたので何度も励ましましたが、90歳の老人にその気力は残っていませんでした。そのリハビリ病院も、血圧は130で管理すると言います。

数ヶ月経って、リハビリもこれ以上進展の可能性がないからと転院を告げられました。そこの医師も目標数値は130と言います。結局、父は自力で起き上がることも出来ないまま亡くなりました。

脳梗塞のリスクと比較衡量して、どんな優先事項があるというのか！　人間の体が自ら治ろうとする力を押さえつけ、何のエビデンスも無い数値に固執する現代医療は、狂っているとしか言いようがないものでした。

2　健康診断のリスク

私がサラリーマン時代、健診車が来てレントゲン撮影がありました。その結果、「左肺の所に影があるので再検査」と言われました。画像を見ると、確かに米粒大のくっきりとした丸い点が見えます。

これは違うだろうと思いながら、自己負担で再撮影しました。今度は何も写っていません。結局、それは「ピップエレキバン」の影でした。

貼ったまま撮影に臨んだこちらも悪いとは思いますが、その程度の医者が健診をしているのです。これで要らぬ医療介入でもされていたらと思うと、空恐ろしくなりました。

危ない健康診断

健康診断について、和田秀樹医師が動画内で次のように語っておられます。

戦後すぐ、男女共に健康診断を受けていなかった時代の男女平均寿命の差は2歳くらいだった。健康診断が始まったのは1970年代。男は会社で毎年健康診断を受けてきた。女は専業主婦が多く健康診断は受けてこなかった。健康診断が有益なら、その差は縮まらないとおかしい。

ところが現在、男女平均寿命の差は7歳ほどもある。先進国で国の経費を使って毎年企業健診をしているような国は無い。健診によって寿命が延びるというエビデンスが無いから、日本以外はやらない。血液を採って「平均値に近づけましょう」とやっている国は無い。検診についても、健康な時にはあまり熱心にやる必要はないと思う。

YouTube「ヒデキとモリヨのお悩み相談　危ない健康診断」より

自分なりによく調べて、考え、判断する必要があると思います。

医療被曝

健康診断では、レントゲンやCTなどを受ける必要があります。ここでの放射線被曝は、気にしなくてもいいレベルなのでしょうか。次の近藤誠医師の言葉に、耳を傾けてみましょう。

3・11以後、日本人は放射線被曝の問題に「低線量なら安全だ」「いや、どんなに微量でも危険らしい」ととても敏感になっています。しかし、レントゲン、CT検査などによる「医療被曝」には無頓着です。健康な人がまず避けるべきは放射線検査。放射線は細胞の中のDNA（遺伝情報）を必ず傷つけます。浴びた量によって1歩か2歩の違いはあるものの、発がんに向かって必ず歩を進めます。国や医療機関は、医療被曝に危険などほとんどないような偽りの説明を繰り返している。原発を推進するために国や電力会社は「原発は安全。放射線に危険はない」と言い続けてきた反省が全く見られません。

医者たちも高価な機器のモトをとるためや、問診や聴診よりも手っ取り早く儲かるので、患者に「とりあえず」「念の為に」と安易にCT検査をすすめています。日本のCT装置の台数は世界一で全世界の設置台数の1／3以上。放射線検査による国民被曝量も、検査によって起きる発がん死亡率も、世界ワーストです。イギリスの研究によると「日本人のがん死亡の3・2％は医療被曝が原因」「世界15か国で、日本が最もCT検査回数が多い」「発がんへの影響は英国の5倍」という医療被曝大国ぶりです（2004年、医学誌『ランセット』）。

CT検査では360度全方向から体にX線を当てて、検出結果をコンピュータで計算し、人体の輪切り映像を見て診断します。

被曝線量はX線撮影の200〜300倍です。これはたった1回のCT撮影でも、発がん死亡のリスクが生まれる被曝線量です。胸部だけのCT検査でも医療被曝線量は信じられない数値になります。

原発事故のあと国が避難の目安にした年間の被曝線量は、20ミリシーベルトでした。胸部CT検査は1回でその半分、10ミリシーベルト前後に達します。

しかも一般的に「造影ＣＴ」といって、１回撮影したあと、造影剤を静脈に注射しながらもう一度撮影するので、２回で20ミリシーベルト。腹部・骨盤ＣＴはさらに被曝量が多く、１回で20ミリシーベルト。造影ＣＴまでやればその倍になります。しかも、日本で行われているＣＴ検査の８～９割は必要のないものです。

また、会社や地域で受ける検診車のレントゲン装置は間接撮影装置なので、病院などに設置されている直接撮影装置に比べて、被曝線量が３～10倍多くなるといわれています。アメリカでは取り止められた間接撮影装置を日本は今も使っています。

欧米の医療専門家たちは、医療被曝の発がんリスクを前提にして患者保護に動いています。しかし日本ではいまだに、医者も患者も「とりあえずＣＴ」「何でもＣＴ」。国民の被曝線量は増え続けて、今、ガン死の原因の６％を超えているという説もあります。日本で医療被曝によるガンで亡くなる人は推定、毎年２万人前後。

（近藤誠『医者に殺されない47の心得』アスコムより）

このように、病気を発見するための検診自体が病気の原因になっているという声もあります。その被曝量は、軽視できないレベルに達しているようです。「とりあえずCT」と言われたら、医療被曝は大丈夫なのか、質問をしましょう。

ガン検診

日本人の死因第1位であるガンは、多くの人にとってもっとも心配な病気ではないかと思います。ガンは「早期発見・早期治療」がスローガンとされていますので、定期的にガン検診を受けておられる方も多いのではないでしょうか。

しかし、次のような医師の言葉を知ると、ガン検診に対する見方も変わってくるように思います。

石原　「ガンは早期発見・早期治療で完治する」という「常識」を鵜呑みにし

て、しょっちゅうガン検診や健康診断、人間ドックを受ける人がいますけど、自分の体の調子は自分で感じとることができるように普段から訓練しておくことが必要なんだと思います。

安保　そうなんですね、それに健康診断自体が心理的なストレスになるということもあります。私も昔、健康診断で「胃ガンの疑いあり」と言われて大変な目にあったことがあります。悶々とした日々を過ごしている間、交感神経が緊張し続ける。こうしてたとえその時はガンでなくても後になって本当にガンになってしまうこともある。

石原　何も症状がないのに検査でガンが見つかり、あれよあれよという間に抗ガン剤や放射線治療や手術を受けて、ピンピンしていたのにゲッソリ痩せてしまう人もいらっしゃいます。逆に「末期ガンです」と宣告された人でも、腹八分の食生活と規則正しい運動で体を温め長生きしている方もいらっしゃいます。

（安保徹・石原結實『ガンが逃げ出す生き方』講談社より）

やはり、自分なりによく調べて、考え、判断する必要があると思います。

3　過剰医療

両親や弟の死を通じて現代医療に疑問をもつようになってから、医師でありながら、現在の医療のあり方に批判的な立場をとっておられる方の著書を読み漁るようになりました。

中でも、近藤誠医師の『医者に殺されない47の心得』（アスコム）は、一般の私たちにもわかりやすくまとめられた本だと思います。この本で印象に残った部分を引用しながら、私の感想を述べていきたいと思います。

○ちょっと咳や熱が出ると「とりあえず病院へ」

日本人は何故こんなに病院が好きなのでしょう。ひとつはマジメで心配性な国民だから。もうひとつは、誰でも健康保険証を使って、好みの医療機関で、全国一律の治療を受けられるからでしょう。

患者はクシャミが出れば病院に走り、医者は風邪気味と聞いただけで、咳止め、熱さまし、抗生物質、胃薬……わんさと薬を出す。毎年インフルエンザのワクチンを打ち、健診やガン検診も律儀に受ける。「血圧が高い」「肺に影がある」などと言われると青くなって言われるままに薬を飲み、精密検査を受ける。ガンと診断されると、手術・抗ガン剤・放射線の標準治療を素直に受ける。

医療だってビジネスで、医者にも生活があります。日本の医者は、病人をできるだけ増やし病院に通わせないとやっていけない。

「病人をできるだけ増やした」医者が儲かるようになっているのは、どう考えてもおかしなことで、手段と目的が入れ替わっているのではないでしょうか。「患者を治した医師に手厚く報いる」という制度が必要だと思います。

○老化と病気を区別せよ

僕は医者ですが、ここ数十年、骨折と勘違いしたとき以外は病院で検査や診察を受けたことがなく、薬も歯の痛み止め以外飲んだことがありません。なぜなら、今の日本で大人がかかる病気はたいてい「老化現象」で、医者にかかったり薬を飲んだりして治せるものではないからです。高血圧、高コレステロールなど年と共に出てくる症状には意味があり、血圧もコレステロールも高い方が長生きします。

○医者によく行く人ほど、薬や治療で命を縮めやすい

医者にかかればかかるほど、検査が増えて「異常」が見つかり、あれこれ薬を飲んだり手術をしたりするハメになる。ガンが見つかると「手術・抗ガン剤・放射線が標準治療」と言われて、いきなり大事な胃や子宮を切り取られたり死ぬほど苦しい抗ガン剤治療をさせられたり。ストレスも大変なもので、体に悪いことばかりです。

不調を感じたら、自分の体の声に耳を傾けようともせず、すぐに病院に行き、出された薬を飲み続ける。過剰医療の問題は、私たち患者の意識の問題なのかもしれません。

○「血圧１３０」で病気なんてありえない

この基準値が全くあてにならない。病気ごとの専門学会が作っていますが、談合体質で、根拠なく数値が決められています。特に高血圧の基準値「操作」は目に余ります。１９９８年の厚生省全国調査の基準値は１６０／95以上でした。ところが２０００年に、はっきりした理由もなく１４０／90に引き下げられました。98年の基準値を当てはめると、高血圧の日本人は１６００万人。それが新基準では３７００万人もの人々が高血圧になってしまいました。さらに２００８年に始まったメタボ健診では、19〜64歳までで、糖尿病や腎臓病を合併している場合、１３０／80が治療目標になりました。

フィンランドで、75歳から85歳までの「降圧剤」を飲まない男女５２１人の経過を見た調査がありました。80歳以上のグループでは、最高血圧が１８０以上の人たちの生存率が最も高く、最高血圧が１４０を切った人たちの生存率はガクンと下がっています。なのに日本では最高血圧１３０で病気と判断され薬で下げさせられている。

その結果、薬品業界はホクホクです。１９８８年の国内の降圧剤の売上はおよそ2千億円だったのが、２００８年には1兆円を超えています。基準値をサッといじくって、薬の売上6倍増。血圧商法大成功。

また、基準作成委員の多くが、製薬会社から巨額の寄付金を受け取っています。例えば２００５年に作成された、高血圧の基準も含む日本版メタボ診断基準の作成委員会メンバー。そのうち国公立大の医師11人全員に、２００２～04年の3年間に、高血圧などの治療薬メーカーから合計14億円もの寄付金が渡っています。

高血圧の定義については私も疑問に思ってきましたが、このような事情で「基準」が決められ、降圧剤が処方されていたとは愕然とします。

○ガンほど誤診の多い病気はない

アメリカのガン関連医学誌『キャンサー』は2005年、ガンの初期診断の誤診率はときに12％にもなると伝えています。同じ病変が海外では「良性腫瘍」、日本では「ガン」とされるなど、日本人医師の間でも診断が全く異なることがあります。検診で症状もないのにガンが見つかると「早めに切れば100％治る」と医者が言いますが、それは「がんもどき」で切らなくても何の問題もない。

早期発見しても、本物のガンなら既に転移しているといいます。死期は同じでも、「検診によってガンの発見が早かった患者は、早かった分だけ、症状が出てから診てもらう患者に比べ生存期間が延びる」（リード・タイム・バイアス）ということで、「早期発見・早期治療」が本当に意味のあるものなのか、考える必要がありそうです。

○早期発見は実はラッキーではない

医学界は、「ガンは治る病気になった」と「早期発見・早期治療」を喧伝して、ガン検診マーケットを飛躍的に拡大させています。でも、一番肝心な「ガンで亡くなる人」は全く減っていません。

１９６０年代から50年、人口に占める全ガン死亡率は下がらず、ガンは日本人の死因のトップにい続けています。何故なのか。検診が、何の役にも立っていないからです。

例えば50歳を超えた男性の２人に１人は、亡くなったあと解剖すると「前立腺ガン」が見つかります。最近では検診で前立腺ガンを見つけ出しては、自覚症状もない人に「手術で切除しますか？　それとも放射線？」と迫っている。手術の後遺症はもちろん、放射線治療でも合併症が起きて、ひどい時には人工肛門になることもあります。

欧米では肺ガン、大腸ガン、乳ガンのくじ引き試験が多数行われ、「検診をしてもしなくても、死亡率は同じ」と実証されています。日本では１９８９年に「ガン検診をやめた村」信州の泰阜村《やすおか》で明らかにガン死が減りました。胃ガンなどの集団検診を止めたら、その前の６年間は胃ガンの死亡率が村民死亡者数の６％、89年からの６年間は２・２％と半分以下に激減しています。

検診を受けると不要な治療をされて、手術の後遺症、抗ガン剤の副作用、精神的なストレスなどで早死にする人が多くなる、と考えられます。

治療が間違っている時は、見つけた方が不利になります。そうなると、「見つからない幸福・見つかった不幸」と言えるのかもしれません。

○一度に3種類以上の薬を出す医者を信用するな

何種類も服用していてずっと体調がすぐれないという患者さんやお年寄りで、認知症、ふらつきなどの症状が出ている場合は、「薬を全部止めてみて下さい」とアドバイスします。止めても薬効はしばらく続き、なだらかに下降していくので「禁断症状」が出ることはなく、ほぼ全員の体調が好転します。

薬は毒物です。全ての薬に副作用のリスクがあります。

米医師たちに支持されているテキスト『ドクターズルール425』には、「できれば全ての薬の使用をやめよ。困難ならできるだけ多くをやめよ」「薬の数が増えれば、副作用はネズミ算式に増える」「4種類以上の薬を飲んでいる患者は医学知識の及ばない危険な状態にいる」「高齢者のほとんどは薬を中止すると体調が良くなる」と掲載されています。

「薬は270種類もあれば十分」（WHO）としているのに対し、日本では1万種類以上も認可されています。

○軽い風邪で抗生物質を出す医者を信用するな

「風邪を治す薬を発明したらノーベル賞もの」とよく言われます。風邪薬は全て「症状を一時的に和らげる」だけです。しかし、風邪薬の副作用で亡くなる人もいる。

風邪をひくと、体は咳や鼻水によってウイルスやその死骸を追い出し、体温を上げて外敵と闘う白血球を活発に働かせようとします。せっかくの咳や熱を薬で抑えたら病気との闘いに水をさすことになります。

風邪をひいたら温かくして、喉が痛ければハチミツなどを塗ってゆっくり休むのが一番早く治す方法です。インフルエンザも風邪ですから、ヨーロッパでは薬を出さず「1週間、家で安静に」と言うだけの医者が少なくありません。

抗生物質はウイルスには全く無効で、耐性菌などの厄介な問題を起します。軽い風邪なのに抗生物質を処方するような医者には近づかないことです。熱が40℃まで上がったとしても、熱で脳をやられる心配はありません。

私もよく42~43℃にまでなったので、問題ないことを知っています。

確かに、日本の医者は薬を出し過ぎるように思います。薬に頼りすぎることのリスクは、次のエピソードからもよくわかります。

○「医者から薬をもらう」を習慣にしてはいけない

オランダ駐在から戻ってきた人が、医療が日本とあまりに違うので仰天したと言っていました。子供が熱を出したので家庭医に連れて行ったら、「家へ帰って体を冷やしなさい。3日して熱が下がらなかったら、また、いらっしゃい」

ただそれだけで、解熱剤も抗生物質もほかの薬も全くくれなかった。

薬をもらわないと納得できない人が多いのも問題です。抗生物質や抗菌剤が大量に使われるほど、「菌の耐性化」問題が生まれます。日本は今、世界ワーストの院内感染国です。

今の日本に、薬に頼らないと治らない病気はほとんどありません。耐性菌に殺されないためにも、「クスリ漬け」から足を洗うことです。

薬害

鬱で親友の病院に入院していた時、数種類の抗うつ薬を絶妙に処方してもらったおかげで無事娑婆に還ることができました。セロトニンが体内で作られるとはいえ、服用することが必要な時もあります。

しかし、薬は基本的に毒だと思います。日本の病院は薬を出し過ぎる。欧米には「４種類以上の薬処方は医療埒外行為である」との格言があるそうです。副作用のない薬は一つもないので薬同士が相互に効果を強め合い、副作用が数倍、数十倍になることがあるし、薬の種類が増えるほど相互作用が複雑になり、どういう結果が生じるのか予測がつかないからだそうです。

連合王国では、ただの風邪では薬がもらえないと聞きました。おいしいものを食べて三日間寝ていなさいという指導を受けるだけです。医師には無闇に薬を出させない指導がなされていて、無駄な薬を出さない報酬として一定の金額が支払われるといいます。薬は効果があるほど副作用も大きいので、市民の健

康のためでもあるのです。（出口治明『「働き方」の教科書』新潮文庫より）

無駄な薬を出さない報酬を支払うくらいの施策は必要だと思います。そうしないと大量処方はなくならない。国民の真の健康のためです。

私も抗うつ薬・睡眠薬を止めて久しくなります。日曜日は準休肝日（缶ビール1本）なので朝方まで眠れない時がありますが、「本が読めるからいいや」と睡眠不足は昼寝で補っています。

さて、近藤誠医師はガンの標準治療について批判的な主張をされていたことで、異彩を放つ存在でした。近藤医師のガンに関する考え方は、大変に考えさせられるものがあります。

○ガンの9割は治療するほど命を縮める。放置が一番

1993年、ニュースキャスターの逸見政孝さんは「悪性度の高いスキルス胃ガン」であることを公表。1月に手術したものの転移があり、9月に行われた2回目の手術では臓器を3キロも摘出。衰弱した体に抗ガン剤治療も行われ、てやせ細り、12月に亡くなりました。

その後、遺族にお話を伺う機会がありました。最初の手術の傷跡のところに、たくさん再発があったそうです。

よく「切るとガンが暴れる」と言われます。メスが入って正常細胞のバリアーが崩れたところに、隠れていたガン細胞が入り込んで増殖しやすくなるんです。それに、今あるガンをいくら大きく切り取っても、本物のガンなら見つかるはるか前にあちこちに転移しているので、ガンは消えません。

抗ガン剤は猛毒です。抗ガン剤が「効く」というのは、単に「ガンのしこりを一時的に小さくする」という意味にすぎません。

つまり「効く」というのは、治すとか延命につながるという話ではないんです。

1990年、アメリカ議会に提出された技術評価局上告書ですでに、「抗ガン剤や放射線などは病巣を一時的に縮小させるが、この縮小は無意味であり、延命効果が期待できない上に、患者の生活の質を悪化させる」と断定されています。

日本人のガンの9割を占める胃ガン、肺ガン、大腸ガン、乳ガンなど固まりをつくる「固形ガン」には、抗ガン剤はつらい副作用と「縮命」効果しか及ぼしません。

放置すれば痛まないガンは、胃ガン、食道ガン、肝臓ガン、子宮ガンなど少なくありません。もし痛んでもモルヒネで完璧にコントロールできます。

ガンは放置が一番かどうかは再考するとして、「放っておくとみるみる大きくなって痛み、命を奪う恐ろしい病気」と思っていたのですが、苦しみ抜いて亡くなるのは、不必要な治療が原因なのではないかと考えを改めました。

○ガン放置療法でピンピンコロリ

ガンは治療しなければ、痛みのコントロールは完璧にできるし、死の間際までボケたり意識不明になることなく、比較的、頭がはっきりしています。「どうしたら、ガン患者さんが最も苦しまず、最も長生きできるか」を考え抜いた結果、「ガン放置療法」に到達しました。

「がんもどき」なら転移の心配はなく、「本物のガン」なら治療しても死亡率に差がなく延命期間も同じ。ならば、そのガンによる痛みや機能障害が出た時に初めて、痛み止めや放射線治療、場合によっては外科手術をすればいい。ガンで自然に死ぬのはすごく楽。検診などで無理やりガンを見つけ出さず、もし見つかっても治療しなければ、逆に長生きできる。

これを信じるかどうかは個々人の判断だと思いますが、ガンが苦しいのではなく、ガンの治療が苦しいのだとは思います。ガン死が増え続けているのは、治療が間違っていることの証でしょう。

○ガン検診は、やればやるほど死者を増やす

①日本は医者にガンと診断されやすい

ガンの定義が日本と欧米では異なり、日本では上皮内に止まっていても、ガンの性格を持った細胞が増生していればガンと診断。欧米では浸潤していなければガンではない。その結果欧米ではガンとみなされない病変の8〜9割が日本ではガンにされています。ガン検診をするほど、ガンが発見される人は増えます。ガンと診断されると全てが治療の対象になるので、意味のない手術の後遺症や合併症、抗ガン剤の副作用をこうむります。

②検診時のCTがガンを誘発する

CT（コンピュータ断層撮影法）やPET（ポジトロン断層撮影）などによるガン検診は放射線の被ばく線量が多く、たった1回でも発ガン死亡の引き金になりえます。

③本物のガンならすでに転移している

ガン検診で発見されたガンを、検診を受けなければ放っておくことになりま

す。しかし、死亡者数は検診群と変わりません。

やはり、日本の医療は過剰であり、その最たるものが、ガン検診ではないでしょうか。

さらに、こんな皮肉なエピソードもあるそうです。

○医者がストライキをすると死亡率が減る

１９７６年、南米コロンビアで医者が52日間ストをやり、救急医療以外の診療活動が全てストップしました。その結果死亡率が35％も下がった。

同じ年に米ロサンゼルスでも医者のストライキがあり、17の主要病院で手術件数が普段より60％も減った。すると全体の死亡率は18％低下した。ストが終わって診療が再開されると、死亡率はスト前の水準に戻りました。

イスラエルでも、１９７３年に医者のストが決行されました。診察する患者数が1日6万5千人から7千人に激減。するとどうなったか。エルサレム埋葬協会によると、死亡率が半減した。

イスラエルでは２０００年にも医者のストライキがありました。エルサレム埋葬協会の集計では、ストライキ中の5月の死者は93人。前年同月の１５３人より39%も減っていました。いかに、行く必要もないのに医者にかかって命を縮めているかが分かります。

さらに、日本は入院日数が長いのも問題です。出産後の入院日数が欧米では1日か2日なのに、日本では普通1週間。特に、高齢者の入院日数が長い。高齢者の平均入院日数は、デンマークの場合32日、それに対して日本では高齢入院者の半分近くが6ヶ月以上入院しています。

高齢の患者は、入院するとベッドに寝てばかりいるため筋力が衰えすぐに頭がボケてしまいます。寝たきりや認知症を作る大きな原因になっています。

「病気の80%は医者にかかる必要がない。かかった方がいいのが10%強、かかったために悪い結果になったのが10%弱」という言葉があります。

基本的に少々の痛みや不自由は「ほっときゃ治る」と放置して、どうしても日常生活に差し支える症状があった時だけ病院に行く。本当に手術や入院が必要なのか、あらゆる情報を調べてから踏み切る。

そう心がけると、人生終盤を有意義に過ごせます。

この章の冒頭で、「患者にとって医者の言葉は、神の啓示のようなもの」と述べました。確かに近藤誠医師の主張は、世の中の常識とかけ離れたところがあり、何を信じて何を信じないかは患者一人ひとりの判断が必要ですが、そのように、私たち自身が考えることが大事なのではないかと思います。

医者の言葉は、決して神の啓示ではないのです。

過剰医療については次のような事実もあります。

○フィンランド症候群（ヘルシンキ・ビジネスマン・スタディ）

フィンランド保険局が１９７４年から15年間に渡り、40〜55歳の管理職男性１２００人を二つのグループに分けて調査を行った。６００人を定期健診、食事生活指導（酒、たばこ、塩分等）の医学管理群とし必要な血圧薬やコレステロール薬などを投与した。残りの600人は年に1回「生きていましたか、病気しましたか」という調査票に記入するだけで、ほっといた。

15年後どうなったか？

ほっといた600人の方が、死亡率が低かった。

日本にも同様の事例があります。

平成18年に夕張市が財政破綻しました。これを受け、総合病院が閉鎖されて小さな診療所のみとなりました。そこに赴任された森田洋之医師（元夕張市立診療所所長）は、医療崩壊後どうなったかの調査をされました。

結果は、医療崩壊した後の方が死亡率が下がっていたのです。森田医師は「医療崩壊のすすめ」というYouTube動画をアップしています。

日本における死亡原因の隠れた一位は医療です。医療（薬や手術など）が原因で病気になったり亡くなったりすることを「医原病」といいます。

アメリカにおける死因の第一位は医原病（医療関連死）で、年間78万人（毎日2000人）亡くなっている（米ゲーリーヌル博士（2004））。

その原因は何かというと、①過剰な薬②過剰な手術・検査③不安をあおる医療者の言葉でしょう。

それでは医療はいらないかというとそうではありません。救急と外傷治療は必要です（ただし、現代医療全体のおそらく1割以下）。

（松田史彦医師YouTube「薬と病院は9割不要です」より）

自分自身の体験として、救急と外傷以外に血管内治療も有益ではありました。しかし、ガンも含めた大部分の病気である、いわゆる生活習慣病を根本的に治すことができるのは、自分自身しかいないと思っています。

4　医療との付き合い方

　では実際、私たちは病院や医師とどのように付き合っていけばよいのでしょうか。

引き続き、『医者に殺されない47の心得』から引きながら、考えてみたいと思います。

○大病院にとってあなたは患者ではなく被験者

「大病院に行ってはいけない三つの理由」
①患者の数が多い有名な病院になるほど、一人ひとりの患者に対しては扱いがどうしてもぞんざいになるし、流れ作業的になる。
②大きい病院ほど実験的なことに力を注ぐようになっている。
③病院のランクが高いほど、メンツにかけて病気を見逃す訳にはいかない。行ったら最後、徹底的に検査される。

検査項目の多くに「基準値」があり、健常人でも５％が「基準値外」になる設定です。そしてとことん治療されます。ガンなら「手術も放射線も抗ガン剤もやろう」みたいなことになって、結局どれも患者さんが苦しんだだけ、というケースが多い。最高の治療を受けるつもりで行って、過剰医療の標的になってしまう。

私たちは通常、大きな病院のほうが安心と思っていますが、必ずしもそうとは言えないことがわかります。

では、具体的にどのような病院・医者を選ぶべきなのでしょうか。

「医者を選ぶ時の心得」

・巨大図書館やインターネットで自分なりに幅広く情報を集める

・患者としての直感を大事にする

・挨拶しない医者、患者の顔を見ない医者、患者を見下す医者はやめる
・医者の誘導に気をつける
・薬の副作用、手術の後遺症、生存率をしっかり聞く
・質問をうるさがる医者は見限る
・いきなり5種類以上の薬を出す医者は、要注意
・セカンドオピニオン、場合によりサードオピニオンを求める
・検査データは患者のものだから、臆することなく借り出す

大事なのは、患者の主体性です。自分の体のことですから、自分で調べ、考えて、医者という専門家の意見を参考にしながらも、最後は自分で決めることが大切ではないでしょうか。決して「先生にお任せします」だけではいけないと思います。

仏教学者の鈴木大拙は以前、こう言っていました。

「自分の家は町医者だった。昔は診察代は取らなかった。患者が覚えていれば、盆暮に幾ばくかのお包みを持ってきた。それで何とか生活してきた」

昔の日本では、他の医者も大体こんな風だったのかもしれません。だから、日本人には〝赤ひげ先生〟のイメージがあり、「医は仁術」という期待がありますｑ。日本人の大部分は、医者が利のためにあくどいことなんてするはずがないと考えています。

だけど、先進国で日本だけガン死が増え続けているのはなぜでしょうか？　お医者さんに全権委任しない。納得がいくまで尋ねる、調べる。「自分で作った病気だから自分で治す」と覚悟する必要があると思います。

5　健康寿命を延ばすには

そのように医者任せにせず、自分の体が発する声に耳を傾けながら、無理をせず60歳からの人生を歩むこと。そのためにどうすればいいかも、近藤医師はおっしゃっています。

○人生を元気に全うする秘訣は「体を動かし続けること」

筋肉はよく使っていると高齢になっても日々太くなり強さが増す。脳もよく使い続ける限り、１００歳になっても活発に活動し続けます。人間は歩く時、足の裏や下半身の筋肉からの神経刺激が大脳新皮質の感覚野に伝わり、その過程で脳幹を刺激します。歩行中には脳全体の血行が良くなります。「歩けなくなる」ことは、「脳が働かなくなる」ことでもある。

慢性の筋肉痛（肩こり、腰痛、背中の痛みなど）は運動不足が原因です。筋肉は本当にすぐ退化する。痛みをかばわないで患部を思い切って動かした方が回復します。寝込んでもなるべく早くベッドから起き上がることが大切。

私が脳梗塞になった時も、一刻も早く体を動かすことが一番大事でした。

○ポックリ逝くためには

２０１２年６月、厚生労働省が「健康寿命」という指標を出しました。これは「介護を受けずに自立して健康に生活できる」年齢。２０２１年は男性72・68歳、女性75・38歳。これに対して平均寿命は男性81・47歳、女性87・57歳。つまり、日本人はお迎えが来る前に、平均10年前後も「介護なしでは暮らせない」毎日を過ごしている。それが長寿大国、日本の現実なんです。

いくら平均寿命が延びても、「健康寿命」が短かければ、晩年にいい人生を過ごすことはできません。

近藤医師は、４つの習慣を身に着けるように提言します。

「元気に長生きする4つの習慣」

①救急のとき以外は病院に行かない

これだけで、検査のために放射線を浴び、無意味な手術や薬害で苦しんで亡くなるといったリスクがぐんと減ります。

②リビングウィル（終末期の医療・ケアについての意思表明書）を書き残す

自分が倒れた時の延命治療についての希望を明記し、家族に渡します。

③転倒を防ぐ

④ボケを防ぐ

ボケても、噛んで飲み込む機能は保たれ、内臓も元気なので、ケアが行き届いているほど10年、15年と生き続けることになります。家族を不幸にしないためにも、手足をよく動かしてボケを遠ざけましょう。

この③と④に関連することですが、私は、62歳の時に生まれて初めて「骨密度測定」なるものをしました。

その結果、20代男性の最高値1580に対して、私の数値は1578でした。「すごいですね」と言われました。

大した食生活はしていない（一日1・5食程度）ので、もしかしたら毎朝1000回していた（70歳の今は500回）スクワットのおかげかなと思い、別件相談もありましたので、この結果を添えて石原結實医師に手紙を書きました。

「20歳代の骨の強さはスクワットの賜物でしょう。どんどん周りの方々に広めてあげて下さい」とのご返事でした。

スクワットとは「しゃがむ」という意味ですが、プロレスラーみたいに、尻が床につくほどに、あるいは、太ももが地面と平行になるまで膝を曲げる必要はありません。軽い膝の屈伸で十分です。

「正しいスクワットの方法」と検索すると、いくつものサイトがヒットしますので参考にしていただければと思いますが、私が思う一番の注意点は、「つま先を平行にする。つま先と膝を同じ向きにする」ということです。そうしないと膝を痛めます。

70歳になる3ヶ月ほど前、二度目の骨密度測定をしました。骨年齢は40歳代でした。さすがに20歳代は無理でしたが、それでも実年齢よりかなり若い骨年齢を維持できています。

スクワットは、5分もかからない簡単な運動です。これだけで、「転倒→骨折→寝たきり→認知症悪化」を予防することができます。出来る方は、毎日続けてみてはいかがでしょうか。

望ましい「患者の役割」

私は、〝ピンピンコロリ〟のためには、死ぬ間際まで働くのが良いと思っています。いつまでも元気に「生きられるように」ではなく、「働き続けられるように」健康管理を心がける。働いていれば、健康であらざるを得ないのです。

「死ぬ間際まで自分の口で食べて、自分の足で歩いて、働き続けるんだ」と覚悟するところから、全ては始まると思っています。

そのためには、繰り返しになりますが、自分の体を医者任せにせず、きちんと調べて自分で判断することが重要だと思います。

日本の医療の問題点を鋭く指摘し、「自分で作った病気だから自分で治しましょう」と言われた石原結實医師や安保徹先生のような良心的医師・医学者も中にはおられます。しかし、周りを見回しても、平気で10種類以上の薬を処方する、とりあえずCTと平気で言う、ステロイドを使い続ける……そんな医者がほとんどです。

では、どうしたら良いのでしょうか？　各々の望ましい役割があるのではないかと考えてみました。

患者の役割

・風邪を引いたくらいで安易に病院へ駆け込んだりしない
・病院に行っても、検査や薬は危険なものと考え、欲しがったりしない
・「自分が作った病気だから、自分が節制して治す」と覚悟する

医学部の役割

・ペーパーテストよりも「医師になる素養があるか」を優先判断基準とする
・「患者に対する話し方、言葉の使い方」をカリキュラムに加える

国の役割

・検査や投薬で病気を治せない医師よりも、患者を治すことが出来た医師の報酬が上がる制度に変える

医師の役割

・これから先は「本物の医者しか残ってはいけない」ことを自覚して、薬や検査に頼らず、患者本人の免疫力・治る力が最大限になる治療を目指す

この中でもまず取り組むべきなのが、私たち患者の役割です。

病気を作ったのは自分だから、自分で治す。生活習慣を見直して自分が治ろうとしなければ、お医者さんも薬も根本的に自分の身体を治すことはできません。安易に病院に駆け込まない。安易に薬に頼らない。

まず、国民一人ひとりが健康になることが先決だと思います。

40数兆円の医療費を半減すれば、消費税は廃止できる。

第４章　心身の健康と穏やかな死のために

1　中村天風の身体論

私は人一倍ストレスやプレッシャーに弱く、ストレスこそが疲労の最大原因でした。このストレスに対する考え方を変えたことが、60歳以降の人生に大きく役立っています。

生来の蒲柳《ほりゅう》の質を何とかしたい一心で、身体論を渉猟しました。最後に、中村天風に辿り着きます。中村天風とは、日本初のヨガ行者・思想家です。中村天風に心酔した人は、東郷平八郎、双葉山、松下幸之助、稲盛和夫、広岡達郎、ロックフェラー三世、大谷翔平等、天風の同時代人から現代人まで、枚挙にいとまがありません。

東郷平八郎は中村天風を哲人と名付け、後述するクンバハカ法を聞いた時に「日本海海戦の時、もしもこの方法を知っといたならば、敵の旗艦の沈没する一部始終をゆっくりと見られたでしょうがなぁ」と驚嘆しました。ロックフェラーからは、「一生生活は保証しますので、アメリカに来て私のそばにいて下さい」と懇願されたといいます。

クンバハカ

私はそれまで、ストレスに対する耐性は、その人の性格、経験、考え方次第だと思っていました。つまり精神面の問題だと認識していたのです。

ところが、ある体の保ち方をすることによって耐性がつく。いや、ストレスそのものを和らげる、感じにくくする体勢があるというのです。

中村天風は、こう言っています。

「恐ろしい事、心配な事、腹が立つ事、何かにつけて感情感覚の刺激衝動を心に感じたらすぐ肛門を締める。そして、お腹に力を込めると同時に肩を落とす。この三カ所がこうした状態になった時に初めて、神経系統への影響を減らす効果がある。普段の習慣として一番大事なのは肛門を頻繁に締める事。肛門が締まっていると何とも変化はこない」

これがヨガの密法の「クンバハカ」というものらしい。クンバハカとは〝最も神聖なる体勢〟という意味だそうです。

こうした体勢をとると、生命活動や免疫力をコントロールする自律神経が走る神経叢《そう》を効果的に刺激するといいます。

まずお尻を締めると、肛門神経叢が刺激される。肩の力を抜くことで横隔膜神経叢が、下腹に力を入れることで太陽神経叢や腹腔内神経叢が刺激される。

いっぽう、ストレスを受けたり緊張したりすると交感神経が緊張する。この緊張が血流障害を起こし、心拍が早くなって血圧も上がる。交感神経の緊張が続くと免疫活動にかかわる副交感神経が優位にならず、免疫力も次第に低下して病気にかかりやすくなる。

こうした状態に対し、全身の神経叢に働きかけるお尻締めを行うと、交感神経の緊張から副交感神経優位にスイッチが切り替わり、自律神経のバランスが良くなる。するとし心身が安定し、心が落ち着く。ストレス耐性向上こそが、疲れ予防になるわけです。


つまりストレス耐性を向上させるには、精神面からだけではなく、身体面からもアプローチすることが重要です。ヨガや禅では「調身、調息、調心」（身体・姿勢を調え、息を調えれば、心が調う）と言います。

また、身体論の一技法である坐禅に関しては、次のような見解もあります。

坐禅という行為は「体の安定」を「心の安定」として積極的に錯覚する文化である。心を直接には相手にしない。あらゆる感情は、それにふさわしい肉体的状況を選ぶから、速い呼吸や動いている体には安心という感情も収まりにくい。

安心というのは、自覚できないほど微かな動きを湛えた体が、静かに深く呼吸をしている状況で初めて宿る感覚である。心の安定すなわち体の安定のためには、意識が頭にあってはいけない。安心は「体の脱力」と関係が深い。

……中村天風の身体論と出会うことで、まずは体が調い、そののちに心が調うという発想を得ることができました。

2　食欲不振と発熱は世界の二大名医

ストレスとの上手な付き合い方は、病気を予防する上でとても大切です。とはいえ、人間60代ともなれば、誰しも病気の1つや2つを抱えているものではないでしょうか。

私はこれまで述べてきたように、人一倍病気との付き合いを続けてきました。その中で、なんとか健康を手に入れたいとの思いから、多くの本を読み漁ってきました。そこで私が得た気づきや、今後の人生のために取り入れようと思ったことをご紹介していきます。

まず、石原結實医師は次のように言っておられます。

「世界には2人の名医がいる。それは食欲不振と発熱だ。それは自らを治そうとして起こしている反応だ」とドイツのイセルス教授は言いました。

風邪や肺炎をはじめ、胆のう炎、膀胱炎などの炎症疾患には全て食欲不振と発熱を伴います。これらは、我々の体が体内の老廃物や有毒物を燃やしているサインであるばかりか、通常は消化活動に使われるエネルギーを病気治癒に費やそうとする反応なのです。

時に食を断つことで、病気の元である老廃物や有毒物をこれ以上体内に侵入させたり作らせたりしないようにしているのです。これはどんな野生動物でも行っていることです。

（石原結實『ガンにならない食べ方、生き方』ＰＨＰ文庫より）

私も食欲が落ちている時に、「栄養をつけなければ」と無理やり食べて、いつまでも体調が戻らなかった経験があります。石原医師の本などで学んだ今では、体調が悪いと水分だけ摂って3日ほど絶食しています。そうすればほとんど良くなります。

私は石原医師から「ガン細胞などを貪食・撃退してくれる免疫細胞は、飢餓状態にある時に最も活性化する」と教えて頂いてから、朝はニンジン・リンゴジュースだけにしています。とても快適な毎日です。

石原医師は、「吸収は排泄を阻害する」として、次のようにおっしゃいます。

「朝は『入れる』のではなく『出す』ための時間です。就寝中は完全に『入れる』行為がシャットアウトされるので『出す』ための器官が活発に活動します。そのために朝一番の尿は濃く、息は臭くなり、目やにが出てくるのです。『吸収は排泄を阻害する』ので、朝食を摂ってしまうとせっかくの排泄の機会が失われてしまいます」

発熱についても、思い当たる節があります。

幼い頃、しょっちゅう42～43℃の高熱を出していたことは以前にも述べましたが、発熱すると天井がグルグル回って気分が悪いものの、そのうち陶然として気持ちよくなってくることさえありました。発熱すると、脳からβ－エンドルフィンが分泌され、副交感神経が働いて血行が良くなり、病気の治癒が促進されるらしいのです。体温が1℃上がると、免疫力は5倍になるそうです。体は自ら治るために発熱しているわけですから。基本的に解熱剤で下げたりしてはいけないと思うようになりました。

3　ガンの原因と予防法

食欲不振と発熱の効用は、ガンにも当てはまるようです。

日本でガンによる死者が多いのは、日本人の体温が年々低下しているから。

ガン細胞は35・0℃の体温で一番増殖し39・6℃以上になると死滅する。ガン患者が食欲がなくなって痩せてくるのは「何とか良くなろう」という体の自然な働き。見方を変えると、初めから食べ過ぎないで、生きていくのに十分で適正な栄養物しか摂らなければガンなどという余分なものは出来てこない。

（安保徹・石原結實『ガンが逃げ出す生き方』講談社より）

断食中は何も食べていないにもかかわらず、体温が上昇していきます。また、心臓、肺、肝臓、腎臓など生命活動に必須な臓器や脳は断食中に栄養補給が途絶えると体内の余剰物（ガン細胞やコレステロール、脂肪、老廃物など）を利用しはじめます。断食でガンが治ることがあるのもこのメカニズムによる。

（石原結實『空腹力』ＰＨＰ新書）

また、安保徹先生も次のように述べておられます。

ガン患者が食事の量を減らしたり断食したりするべき理由は、栄養のない状態にすることでマクロファージを活性化させて無駄な組織であるガン細胞を食べさせるため。だからガンが自然に消える。

免疫力とは白血球の貪食力のことであり、ガンは免疫の減衰だろう。ガンは心身のストレスにより交感神経の緊張状態が続いてなる病気。

「過酷な生き方：交感神経緊張持続→血管収縮→血流低下→弱い部位に免疫細胞・栄養が行かない→ガン化」という経緯を辿る。

だから、その対策は交感神経が緊張する無理やストレスから脱却する。恐れや心配を止めることだ。

（前出『ガンが逃げ出す生き方』より）

森津純子医師も、「患者の体が痩せると大概ガンも痩せた。そのため、ガンによる痛みや苦しみ大出血などの症状は、点滴を減らすと明らかに少なくなった。ガンは悪性新生物という。生存に最低限必要な食物しか摂っていなければ、悪性新生物が生き残るはずがない」として、「体が痩せるとガンも痩せる」と言われます。

【心配しない、恐れない、無理しない、食い過ぎない、筋肉運動と体を温める】ことが、最良のガン対策かもしれません。

ガン治療の限界

現代では、ガンと診断されると三大療法（手術、抗ガン剤、放射線）が標準療法として適用されます。しかし、三大療法の効果を疑問視する医師も多く存在します。近藤誠医師は、「抗ガン剤で治るガンは4つ、①急性白血病、②悪性リンパ腫、③睾丸のガン、④子宮絨毛《じゅうもう》ガンだけ」とし、それ以外の9割の固形ガンに抗ガン剤を使っても「副作用と縮命効果」しかないとおっしゃっています。

また、安保徹先生が次のようなエピソードを紹介しています。

アーチーボールド・コクランというイギリスの疫学者は、第二次世界大戦時、2万人の捕虜キャンプで唯一の医者だった。そこでは一人当たり一日600キロカロリーくらいしか食物はない。感染症は蔓延している。薬もない。医者として出来ることはほとんどないので、何百人もの死を覚悟した。

しかしキャンプが解散した時に亡くなったのは、4人だけだった。しかも、そのうち3人は銃創で亡くなったので病気ではなかった。

コクラン先生はこの結果に驚き、「医療が出来ることは大したことではないのかもしれない」と思うようになった。医療は重要だけれども、人間の回復する力に比べると実は大したことはないのかもしれない。

「医療介入は、科学的根拠があってどうしてもやらなければならない時だけにするようにしないと、かえって人間の回復していく力を妨げるのではないか」と、彼は考えたといいます。

このエピソードを受けて安保先生は、

「ガンが苦しいのではない。三大療法と言われる外科手術・抗ガン剤・放射線で苦しむ。痛みがあれば、モルヒネなどで緩和してあげれば穏やかに最期を迎えることが出来る」

「私たちは痛かったり苦しかったりすると何とか助けて欲しいと思う。それに医療関係者というのは元々『苦しんでいる人を助けたい』と思っている。その相乗作用で『やり過ぎ』になる」

と述べられています。

ガン予防――筋肉運動の効用

石原結實医師は、免疫力を上げるために体温を上げることを繰り返し主張しておられます。それはガン予防にも効果があるとのことです。以下、石原医師が『病は脚から』（文春文庫）で書かれていることを要約してみます。

「筋肉は人体最大の発熱器官」で、体温の40％は筋肉より産出されている。下半身に筋肉がつくと筋肉細胞の中に毛細血管が造成されて多くの血液が巡り、「頭寒足熱」状態になる。下半身の筋肉が落ちると血液が通る毛細血管が減って、行き場を失った血液は上半身へ上がっていき血圧が上昇する。

西洋医学では原因が分からない時に「本態性」という言葉を使う。下半身弱体化から生じた高血圧を「本態性高血圧」と診断し、原因不明としながらも、体にとっては異物である降圧剤を処方して無理に血圧を下げようとする。しかし、高血圧は尻（下半身）の筋肉が削げ落ちた結果起こる「シリカゲル（尻欠ける）病」である。

体温が1℃上がると免疫力は5倍になる。運動で筋肉がつけば、安静時にも筋肉が熱を産出してくれる。基礎代謝が高まり、中性脂肪や血糖が燃焼・減少する。脳血流・脳神経細胞が増加して記憶力もアップする。うつ・自己免疫疾患など、現代文明病の予防・改善にも大きな力を発揮する。

ガンの予防・再発の阻止

運動がガン予防に効果があることを最初に示唆したのは、「毎日、定期的に水泳をさせたネズミは、それがネズミにとって適度であれば発ガンが抑えられる」と実験報告をしたラシュキス博士（1952年）である。

1962年、ニュートン博士は「筋肉を疲れさせるような運動をすると、腫瘍の発育が抑制される」との実験結果を発表している。

明治生命体力医学研究所が「回転輪のあるカゴとないカゴでハツカネズミを飼育

した場合、回転輪のないカゴで飼育した運動量の少ないネズミの方が、運動量の多いネズミよりガンの発生率が高い」ことを公表した。

米国ハーバード大学のM・ホームズ博士らは、「約3000人の乳癌患者を対象に調査したところ、毎週3～4時間（1日に30分）程度の歩行をするだけで死亡率が50％も下がる」と発表した。

筋肉運動をすると運動中に体温が上昇するのはもちろんだが、運動後も筋肉細胞の代謝活性は12～72時間も継続する。つまり、体温を高く保つことができる。持続的な運動は、筋肉細胞の周りの毛細血管の増生を促して血流を良くするので、体温上昇に役立つ。

こう考えてくると、筋肉運動がガンの予防・改善に役立つのは、体温上昇→免疫力促進が、その最大の要因ではないか。日頃、定期的に運動をする習慣のある人のNK細胞（癌細胞をやっつける白血球のリンパ球の一種）の活性は、運動しない人のNK細胞の活性より、ずっと高いこともわかっている。

筋肉運動は、心筋の毛細血管の数を増やして、狭心症・心筋梗塞の予防改善に役立つ。また、骨量を増加させて骨粗しょう症の予防改善をする。

筋肉運動をすると、筋肉細胞のＧＬＵ－４（糖輸送担体）の活性が増すことにより、血液中の糖分の筋肉細胞への取り込みが促進され、糖尿病の予防・改善につながる。（要約終わり）

私もスクワットや腹筋など筋肉運動に毎日取り組んでいますが、その効果はガン予防にもつながるなど、想像以上に大きいようです。60歳からの充実した人生のために、今日から、無理のない範囲で筋トレを始めてみてはいかがでしょうか。

4　症状即療法

内科医で、断食療法の一種である「甲田療法」の考案者でもある甲田光雄医師は、次のようにおっしゃっていました。

「体は必要だから、血圧を上げたり熱を出したりしています。それをすぐに薬で抑えたりしたらダメに決まっています。血圧や熱は薬を飲まなくても下げることが出来ます」

「血圧が上がるのは、脳に必要な血液を送るためやむを得ず、有難いこと。脂肪の塊が血管内壁にくっつき、内腔が狭くなったためだから、これを大掃除すれば良い。そのためには断食。断食すると、細胞が生きていくために体の中でエネルギーになるものを探していく。血管だけではない。細胞が、白血球が、脂肪・癌を貪食する。病が自己融解する！」

　これは、「症状即療法」の考え方を端的に表現しています。

　私も体験的に「体は自ら健康になろうとしている」と痛感しています。体の声に耳を澄まして、治ろうとしている症状を止めてはいけないと思います。

　同じことを、安保徹先生もおっしゃっています（以下、『こうすれば病気は治る』より要約）。

　私たちは風邪を引くと、ノドが痛くなって、咳が出る。鼻水も止まらないし、熱まで出てしまうこともある。それはとてもつらい。しかし、ここで大切なのは、この不快な症状が、実は体が自力で病気を治そうとしている治癒反応だということである。不快な症状が本当に悪いものだったら、症状を止めるための治療をしなければならない。ところが、それが治るステップだとしたら、どうだろう。状況は変わってくる。むやみに止めてはいけないことになる。

緊張性頭痛と呼ばれるものは、ストレスが緊張を生み血管が収縮し血流が途絶えて起こる。その後、緊張状態から解放されてリラックスしたとき、今度はズキンズキンとした拍動性の痛みが出てくる。それは筋肉が緊張して血流障害が起きていた部分に血液が押しかけている状態だ。

緊張していた筋肉に一気に血流が増えて、さっきまでは重い痛みだったものが、今度は拍動性の頭が割れるような痛みに変化する。私たちの体は血管が開くときに痛みを伴う。その主要な物質はプロスタグランジン。痛み止めを飲むと頭痛は嘘のようにサッと消える。痛み止めはプロスタグランジンの産出を抑制しているのである。だから、薬が切れれば体は血流を回復させようとして、その結果としてまた痛みがはじまる。痛み止めで抑えている限り頭痛を完治させる事は難しいだろう。

では、消炎鎮痛剤に頼らずにどうすれば良いか。それは、どうして筋緊張が起こり血流が滞ってしまったのかを探ること。家庭内のトラブルや職場におけるストレスなどが原因かもしれない。その他、薬を常用している人の中には、痛み止め自体がストレスと同じ作用に働いてしまって、元々頭痛の原因であったストレスは解消されているのに、頭痛薬そのものがストレスになってしまっている人もいる。

治癒反応の仕組みを理解して、頭痛薬を止めようと決心実行した場合、おそらく痛みがぶり返して、とてもつらいと思う。しかしそれは、血流を送って緊張を解くための反応なのだから、ある程度は耐えなければいけない。痛みに耐えられず途中で薬を飲んでしまっては元の木阿弥だ。

ストレスがまだ軽いうちは、その影響は頭蓋骨の表面の筋肉や血管の反応で留まっているが、もっとストレスがひどくなると、脳内の血管にも影響が出て動脈瘤を形成し、ついには破裂に至ってしまうこともある。頭痛はその前兆として起こっているケースもある。頑張り過ぎによるストレスには十分気をつけなければならな

い。（要約終わり）

これを読んだとき、「私が脳梗塞になる前の頭痛もそうだったのだ！」と思い至りました。

オートファジー

さて、生物学者の大隅良典教授が、「オートファジー」の研究でノーベル賞を受賞されたのは記憶に新しいと思います。「オートファジー」はauto（自ら）＋phagy（食べる）、つまり「自食作用」という意味だそうです。

オートファジーの過程は、細胞質の一部が膜で取り囲まれオートファゴソームと呼ばれる小胞が形成される。次に、オートファゴソームが分解酵素を含んだリソソームと融合して中身が分解される。外から栄養が供給されない飢餓状態に細胞が陥った時、特にオートファジーが活発化する、とのことです。細胞内の変性タンパク質や不良ミトコンドリア、病原性細菌などを分解して浄化することで、細胞の恒常性を維持し、さまざまな病気から生体を守る働きと言われます。

オートファジーは、断食や少食の健康効果を、科学的に裏付けてくれる現象のように感じました。

そういえば日本には昔から、「腹八分に医者いらず」という諺があります。日本の先人たちは何と明敏だったのでしょうか。

5　心の扱い方

人は心配するまいと思っても、心配してしまうものです。心で心を制御するのは本当に難しい。そんなことを感じていた時、昭和大学名誉教授の本間生夫先生の次の一文に出逢いました。

不安は感情を司る中枢の扁桃体で生じますが、この扁桃体を調べたところ呼吸のリズムに合わせて活動していたのです。呼吸が速ければその分だけ余計に不安が高まり、反対に、穏やかな呼吸をしていれば、自然に気分も落ち着くようになっていたのです。気分が変わると呼吸が変わる。これは逆もまた真で、

呼吸が変われば気分も変わるのです。

（本間生夫「呼吸を変えれば人生が変わる」『致知』2021年8月号より）

「心は心を以て制すること能わず。心は息を以て制すべし」――調和道丹田呼吸法の創始者である藤田霊斎は、そのように言い残しました。これは、医学的にも証明されたことだったのです。

心を整えるには、まずは呼吸から変えてみてはいかがでしょうか。

僧侶が長生きするわけ

『ゾウの時間ネズミの時間』（本川達雄）によると、哺乳類ではどの動物も約5億回呼吸を終えると死ぬそうです。小説家で僧侶の玄侑宗久は、「僧侶が長生きする理由は長息＝長生きではないか」と言いました。お経を上げている間中、息は吐い

ており吸う時は瞬時に吸う。座禅に習熟すると、呼吸は1分間に2回までは必要なくなってくる。怒り、悲しみ、憂いも引きずらないそうです。

自責

私は鬱になる前は、自分を責めてばかりいました。死にたいという人ほど「自分のこんな所がダメ」と、自分を責める傾向があるそうです。自分が赦せないのです。リストカットや大量服薬などの「自分を傷つける行為」は、そうした「自責の潜在意識」が行動として現れたものだそうです。

今は石屋さんとして成功していますが、昔博打で胃を切った人から「自分も恕《ゆる》し人も恕す」と教えてもらいました。

自分に対して、

「一所懸命やっているじゃないか。向上心があるのは良いことだけどあまり欲張らず、自分を恕してあげよう。自分を褒めてあげよう。自分を好きになろう」

と言ってあげたいものです。

思い

脳科学者の高田明和先生は、次のようにおっしゃっていました。

「脳内ドーパミンが増えれば明るい気持ち・嬉しい気持ちになります。セロトニン、ノルアドレナリンが増えれば元気で活発になります。セロトニン、ドーパミンが減れば鬱状態になりますが、どう思いどう考えるかでセロトニン、ドーパミンの量を変えることができます。脳は物質の影響を受けているのです」

心の持ち方で脳内物質量が変わるということは、人の「思い」がどれだけ重要かということでしょう。上機嫌でいることが健康の秘訣なのかもしれません。人はいつも思っている通りの人間になるのです。

腸にも脳がある（セカンドブレイン）

「とても信じられないかもしれませんが、あの醜い腸は心臓よりもずっと賢く豊かな『感情』を持っています。脳や脊髄からの指令がなくとも反射を起こさせる内在的神経系を持っている臓器は腸だけです。進化は上手い工夫をしました。我々の祖先がアメーバ状の原始的生物から進化して背骨を獲得した時、頭蓋と腸の両方に、それぞれ別々の感情をもつ脳を発達させたのです。『腸が第二の脳』であることは、体を無意識下で統制している自律神経の働きからも読み解くことができます」（アメリカ神経生物学者マイケル・ガーショウ博士）

例えば植物人間になった時に有害な物質を摂取したとします。その時に脳は指令を出せませんが、「腸は独自に有害物質と判断して排泄する」らしいのです。

また、神経安定物質・セロトニンのほとんどは腸で造られます。お腹の調子を整えることが、精神面も含めた健康への第一歩かもしれません。

眠り

森津純子医師は、『絶対しあわせに死ぬ方法』（筑摩書房）において、次のように「眠り」の効用を説きます（以下、要約）。

「眠り」は人間の体に元々備わった心身を休める最高の薬です。絶対苦しまずに死ねる「究極の治療法」は、鎮静剤（入眠剤）を上手に使って眠る方法です。ぐっすり眠ってしまえば、手術で麻酔をかけた時と似た状態になるので苦しみを感じることはありません。患者が苦しそうに見える時もありますが、本人は苦しみを感じてはいません。

こうした十分な睡眠を得るために有効なのはセルシン、ドルミカム、ウィンタミンなどの鎮静剤を点滴することで、それだけで不十分な眠りの時にはアナフラニン、トリプタノールが効果的です。

さらに、向精神薬を一緒に使うことでより深く眠ることができます。症状によっては、鎮静剤の使用で死期を早めてしまうこともないとは言えませんが、上手に使えばむしろ苦しみが取れて延命に繋がることさえあります。

この「究極の治療法」は、どうにもならない精神的苦痛を和らげるのにも役立つことがあります。例えば「痛みが取れても心が苦しくて生きているのが辛い。安楽死させて下さい」と懇願される方に、カウンセリングを行なったり安定剤を工夫したりしても、激しい抑鬱感がとれないことがあります。こうした時に、この「究極の治療法」を使って2~3日ぐっすり眠ってもらうと、不思議なほどに抑鬱感が取れ、「このくらいの気分ならまあ生きていてもいいか」という気持ちになることが多いのです。まずは「あらゆる苦しみは眠る薬を使うことで100%取り切る事ができる」と思って安心して良いのです。（要約終わり）

これは、「究極の治療法」の名の通り、最終的な手段かもしれません。ただ、心の問題を、身体からのアプローチで解決していくという発想は、もっと一般に知られるべきだと感じます。

「心は騙せても体は騙せない」という言葉があります。とはいえ私は、本当は心も騙せないと思います。だから、心も体も納得する考えと生活を送っていかなければならないと思います。

病気から得られるもの

森津純子医師は、次のようにもおっしゃっています。

病気とは「今までの生き方では無理があるよ」というメッセージです。病気の意味を理解した時に奇跡が起きる。病気が治ることがある。「こうすると体は一番楽」という体の言葉通りに過ごすのが幸せへの一番の近道です。無理せず肩の力を抜いて一番自分の体が楽になるように過ごしていれば、死ぬのも生きるのも簡単で幸せなことです。

病気は「何事も焦らなくていいよ。目先の欲に囚われず急がば回れだよ」と身を持って教えてくれます。（前出『絶対しあわせに死ぬ方法』より）

私も体の力を信じて、素直に体の声に耳を傾けるようになって、とても楽になりました。

そのように肩の力を抜くと、病弱だったこれまでの人生も無駄ではなかったと思えるようになりました。『幸福論』で知られるスイスの哲学者、カール・ヒルティは次のように言っています。

「病弱は少しも良いことを行う妨げにはならない。これまで最も偉大な仕事を成し遂げたのはむしろ病弱者であった。それに、完全な健康体だと、必ずとは言わないが精神的感受性の繊細を欠くようになることが少なくない。あなたが健康に恵まれているなら感謝しなさい。しかし、健康でなくても、そのことにできるだけ心を労せずまた妨げられないようにしなさい。単に健康を守るためのみに生きるという考えは教養ある人に相応しくないものだと思うがよい」

人は病むことにより、今までよく知らなかった自己が分かる。他人の悩む問題が理解できる。思いやりの心が養われる。そう考えると、病もまた益なのでしょう。

ところで、東洋医学には「未病」という概念があります。「病気ではないものの、健康な状態からは離れつつある状態」のことであり、現代人の多くはこの「未病」にあるように思います。また、健常者にも毎日ガン細胞はできているとのことです。

すると、完全な健康体というものは無いということになります。大切なのは、病気であるかどうかではなく、「幸福感」であり「健康感」なのかもしれません。

6　どう死ぬか

いくら健康に生きていても、いずれは死が必ず訪れます。

「死は生の中にあり」という死生観から「どう死のうかなどと考えるのは止めよう」と述べましたが、よりよく生きるため、また、残される者のためにも、このテーマは考えておく必要があるのかもしれません。どうせ死ぬのであれば、人生を全うした上で穏やかに逝きたい。不本意な死は避けたいものです。

余命宣告

ガンと診断されると、医師から「余命宣告」がなされる場合があります。この余命宣告そのものが、死期を早めてしまっているのではないか、という指摘をされる医師もおられます。

たとえば帯津良一医師は、次のようにおっしゃっています。

「人間には理解できない無限の可能性があります。全身がガンに侵されていても、それが短期間で消えてしまうことさえあるのです。にもかかわらず医師が『あと3ヶ月です』と無責任な宣告をすることで、その可能性が一気に狭められてしまうのです」

医師の余命宣告によって回復の可能性がなくなってしまうのだとすれば、それほど無念なことはありません。

また、近藤誠医師も、次のように述べておられます。

歩いて通院できるほど体力のある人間が、ある日突然「余命3ヶ月」と診断され、手術や抗ガン剤治療の挙句、本当にあっけなく死んでしまう。元気な人があっという間に変わり果てた姿で逝くのは、ガンの治療のせいです。思い出して下さい。スキルス胃ガンの大手術から3ヶ月で逝った、ニュースキャスターの逸見政孝さん。肺ガンの抗ガン剤治療を始めて2ヶ月半で逝った、芸能リポーターの梨本勝さん。食道ガンの手術から4ヶ月で逝った、歌舞伎役者の中村勘三郎さん。

今まで活躍していた人が、検診や人間ドックでガンと診断され、「治療に専念します」と言ってすぐ逝ってしまう……またかというほど多いですね。医者が勧める「ガンの治療」で余命3ヶ月にさせられた悲劇です。

ガンが恐ろしいのではない。「ガンの治療」が恐ろしいのです。

僕は、余命宣告は一度もしたことがありません。僕が数ヶ月単位で余命を判断できるのは、

・ガンが転移して増大し、あと1ヶ月もつかどうかという段階。

・体力がガンに負けて足腰が立たなくなったり、肺や肝臓などの重要臓器をガン腫瘤が占めて、呼吸や食べることがつらくなった時です。

でも患者さんの半数はそこから2ヶ月、3ヶ月と命をつないでいかれます。病状は同じでも、命の持ち時間は人によって全く違う。余命宣告なんて、とてもできません。簡単に「余命3ヶ月」と言う医者は、誠意がないか、知識がない。あるいはウソをついています。

（『余命3ヶ月のウソ』）

ガンが見つかったら一番気になるのは「あと何年生きられるか」でしょう。しかし転移があっても、ガンによる症状がなければすぐ死ぬことはない。すぐ死ぬとしたら、抗ガン剤や手術を受けた場合だけです。

余命診断をある程度正確にできるのは、脳、肺、肝臓などの重要臓器がやられて機能が衰えた時。例えば肺ガンが増大して呼吸が苦しくなり治療法がない場合には、「余命はあと数ヶ月だろう」と予測できます。寿命を数ヶ月の幅で予想できるのは、体力がガンに負けて足腰が立たなくなったり寝たきりになったりした場合です。

普通に病院に歩いて行けたのに「余命3ヶ月とか半年」と言うような医者に命を預けてはいけません。

（『医者に殺されない47の心得』）

近藤医師によれば、ガンそのものよりもガン治療が恐ろしいとのことです。

いずれにしても、ガンで亡くなる場合、痛みや苦しみから逃れることはできないのでしょうか。

105歳の長寿を全うされた日野原重明医師は、次のように述べておられました。

いよいよ最期という患者さんに耐え難い苦痛があれば、私はモルヒネを十分に使って患者さんの痛みを取り除きます。死への不安が大きくて夜眠れないという人には催眠薬を処方して、よく眠れるようにします。そうすることが、患者さんが人間らしい終末を迎えるためにはどうしても必要だと思うからです。人間らしい死とはどのようなものを言うのでしょうか。それは、死の手前まで愛を感じられる感性が保たれていて、花を美しいと思って見つめその香を楽しめて、殆ど食べられないとしても、葡萄の果汁をちょっと口に含めば「ああ、おいしい」と味わいが起こる。自分のいのちが間もなく終わるその別れのときに、愛する人たちにどんな言葉を残していくかを考える知性が保たれている。そのようなものだと思います。

そこには、痛みや苦しみがあってはなりません。耐え難い痛みは患者さんから人間的な知性や感性を奪ってしまいます。

がんの末期に現れる激しい痛みも、モルヒネを使えば楽になります。モルヒネはこわい薬だという誤解がいまだに医師の間にさえあるのは、憂うべきですが、モルヒネは上手にコントロールしながら使えば、患者さんがただ痛みから解放されるばかりでなく、患者さんに知性や感性を取り戻してくれます。この耐え難い苦痛が極まったところに死があるのだろうと患者さんは想像していますから痛みが激しさを増すほどに死に近づいているという恐怖感は募ります。

ところが、死を連想させる激しい痛みから解放されてみると、患者さんは自分が「死に向かっている」というよりも「今を生きている」という実感を味わえるようになります。生にぎりぎりまで「生きる」希望が湧いてくるのです。

苦しまずにすむ痛みなら苦しまない方がいい。それは間もなく死を迎える自分のためだけではなく、残される家族のためにも、そうするのが望ましいと私は思います。

（日野原重明『生きかた上手』ユーリーグより）

前述の、森津純子著『絶対しあわせに死ぬ方法』にある「究極の治療法」と併せて、あらゆる痛みや苦しみは取りのぞくことが出来ると安心して良いようです。

死への旅立ちに医療は必要か

『枯れるように死にたい』（田中奈保美）は、考えさせられることの多い本でした。

在宅死と病院死が逆転したのは1975年。これは1973年の老人医療費の無償化と無縁ではないでしょう。結果、何の尊厳も無く中心静脈・胃ろう等で生かされているだけという状態が、普通になりました。

国民皆保険は素晴らしい制度でしょうが、依存し過ぎると不幸になる。自国の防衛を他国に依存して尊厳を無くした状況と同じように思えてなりません。

病気か老衰かの判断は必要だとしても、看取りに必要なのは医療ではなく、情緒的なふれあいなのかもしれない。死は医療の敗北ではない。

もう嚥下ができなくなって終末期の最終段階に入った時に、せめて点滴でもと水分を入れると、口や鼻や気管支といったいわゆる気道に分泌物が出てきて、苦しそうな呼吸になるし、頻繁に痰を吸引しなければならなくなるらしい。水分補給をしても寿命は延びないのがわかっていて、なお点滴の針を刺したり痰を吸引したり不快感を与えることに、何の意味があるのだろうか。

私は「老いと死の前に医療は無力」だと考えていました。

しかし、日野原重明医師の「家族との別れのときをつくる試み」の文章を読んで、患者本人だけでなく家族も癒す看取り医療の力を再確認しました。

私はこの2〜3年、がんの末期で亡くなっていくホスピスの患者さんたちに、別れの時をつくる配慮をしています。死がもう何時間後かに迫っていることが患者さんの脈や血圧や呼吸から判断されたときには、それまで体の痛みをとるために使っていた強いモルヒネを一旦やめてみるのです。そうすると、意識が遠くなりかけていた患者さんがふっと意識を回復して、そばで自分を見守ってくれていた家族の姿に気づきます。

「ああ、みんな有難う。世話になったね」と、横たわったまま力ない手で奥さんを抱き、子供を抱いて、最後の言葉を交わすこともできます。人間として最高の愛情を最後に示していけるのです。強いモルヒネを与え続けて、そのまま昏睡状態になって死ぬことになれば、患者さんに肉体的苦痛はないにしても、お別れというものができません。

モルヒネをやめて、もし患者さんが苦しむようなら、すぐにモルヒネを注射すれば痛みは即座に治ります。そのように備えながら、死に臨む患者さんに対して、無理な延命措置をするのでもなく、全く医療的に手を施さないというのでもない、人間らしい別れの時を医学的にコントロールする術《すべ》を私は用い始めました。

きちんと別れることができれば死もまたやさしい

延命措置のために家族が病室から追い出され、ようやく招き入れられたかと思えば、「何時何分、ご臨終です」と医師が告げる。動かなくなった死体に家族がとりすがって泣く。それはあまりにも痛ましい光景です。

大勢の患者さんを看取ってきてわかったことは、少なくとも患者さんの心臓がかすかながら打っている内にしっかりとお別れができれば、家族は肉親の死を穏やかに受け入れることができるということです。そこに訪れた死は何とやさしいことかと思えることさえあります。臨終は大切な別れの儀式なのです。

湿らせたガーゼで唇を拭ってあげながら、家族の一人一人がお別れの言葉をかけていく。「おじいちゃん、ありがとう」と孫が大きな声で耳元で呼びかける。あるいは「お母さん、聞こえた?」と息子が手を握れば、ぐっと握り返されたように感じる。患者さんは、もう目を開ける力もない、声もだせない。けれど耳は聞こえています。手を握られれば反射的に微かにつかみ返す力が残っています。好きだった音楽を耳元で流してあげれば、旅立つ人には慰めになるでしょう。

肉親が息を引き取る瞬間まで、家族一人一人のお別れが繰り返されます。ひと巡りして、ふた巡りして、とお別れの儀式は続くのです。

そのようにしっかりとお別れをすると、まるで遠くへ旅立つ人を駅で見送るように、いよいよ列車がホームを離れて行く時にはさみしく切ないけれど、悲痛ということはありません。もう十分見送ったな、という気持ちに満たされて、いよいよ訪れた死の瞬間にわっと泣いて取り乱すようなことがありません。

（前出『生きかた上手』より）

前もって、このような医療を施してくれるお医者さん・病院を見つけておく必要があるのかもしれません。

健康こそが安楽な死につながる

実業家の出口治明氏がロンドン駐在時、現地の医師から聞いた話です。

「人間の体の70％は水。水である人間が自らの力で水を飲めなくなるということは、人間の世界から神様の世界に移ったと考える。後は神様に任せて、医師は治療を止める」

これは、哲学と呼べるものではないでしょうか。

フランスでは、「人は食べられなくなったら、そこからは医師の手を離れ、牧師の出番になる」という言い方があるそうです。日本でも、「自分の口から食べられなくなったら枕元に水だけ置いて、それも自分で飲めなくなったらおしまい」という地域があると聞いたことがあります。

「死ぬる時節には、死ぬがよく候」と良寛は言いました。死ぬ時期を逸すると、苦痛しか残らないのではないでしょうか。

私は、回復の見込みが無く、寝たきりのまま自分で食事もできない状態で生き続けたいとは思いません。治療を受けるためだけに半年生きながらえるよりも、自分の好きなように2ヶ月生きる方を選びたい。

けっきょく、人間は生きたようにしか死ねないのだと思います。安楽な死を迎えるためには、普段から健康でいなければなりません。

第5章　勇気づけられた言葉たち

私はこれまで、壁に当たるたびに書物を紐解き、そこにある言葉に勇気づけられてきました。

困難を乗り越える言動力となった言葉の数々を、有名な方の言葉から「詠み人知らず」まで、紹介していきたいと思います。

1　失敗

「私は2万通りのダメな方法を発見した。失敗する度に成功に一歩一歩近づいていると思った」

トーマス・エジソン（アメリカの発明家）

「俺は４００勝しているが、３００敗しているんだぞ」

金田正一（プロ野球選手。実際は４００勝２９８敗）

「私は失敗したことがありません。何故なら、成功するまでやり続けたからです」

松下幸之助（松下電器創業者）

「自分のやったことの99％は失敗だった」

本田宗一郎（本田技研工業創業者）

「ユニクロ店内で一時期、野菜を販売していた」「『一勝九敗』という本も書いた」

柳井正（ユニクロ創業者）

「努力を諦めない限り、失敗なんてこの世にはない」

エルバート・ハバード（アメリカの作家）

「我々は失敗することによって、どうすれば上手く出来るかを発見する。間違いを犯さないものは、このことを発見できない。挑戦する気概を失ってはならない」

サミュエル・スマイルズ（イギリスの作家、思想家、医師）

「苦境は将来の開花期への固い蕾」

多くのマイナスの要素を重ねる。それを最後に括弧で括って、もう一度マイナスの記号をかける。さて、この括弧をほどくと算術の計算上これは全部プラスになっていくではないか。

糸川英夫（航空工学者）

私には、みんな同じことを言っているように思えます。失敗とは最終結果ではありません。単に、そのやり方ではダメだということが分かったに過ぎません。だから成功するまで諦めずにやり続ければ、最後には必ず成功する。そうすれば、今まで失敗と言われていたことは全て、「成功するために必要な経験だった」ということになります。

将棋の羽生善治が現れた頃、「なぜこんな危険な手を指すのだろうか」と思ったことが何回もありました。おそらく、今回この手を指して勝てなくても、強くなるためには必要な経験だということが分かっていたのでしょう。

「成功したければ積極的に失敗せよ」ということなのかもしれません。

2　言葉の力

あの大谷翔平選手も愛読しているという中村天風は、成功哲学の大家で、その言葉は多くの実業家やスポーツ選手に今も影響を与えています。中村天風の言葉で、私の印象に残ったものを挙げていきます。

「人生は、心一つの置き所」

中村天風はヨガの大聖者カリアッパ師からこう言われた。

「俺がお前に〝How do you do, today. 今日はどうだい〟と聞くと、必ず〝I am not quite well.〟と言うなぁ。それを言って楽しいかい」

「いや楽しくはありませんけれども、真実こういう病（結核）を持っていますから、快適な気分を感じません」

「お前は自分の使っている言葉によって自分の気持ちが駄目にされたり、あるいは非常に鼓舞されたりする直接的な事実を少しも考えていないなぁ。言葉が積極的に表現された時と消極的に表現された時とでは、実在意識が受ける影響には大きな相違がある。調子が悪いと言えば愉快ではなくなる。調子が良いと言えば何とも言えない快さを感じるはずだ。そして、その感じたものがそのまま潜在意識に影響して、神経系統の生活機能も同じように良くも悪くもなるのだ。つまり結局は、お前の言葉の良し悪しによってお前の生きる力が良くも悪くもなるんだ。現実に対する表現だから、痛い時は痛い、痒い時は痒いと言ってもいい。重要なのは、その後だ。良くない状態が続くと、もっと悪くなりはしないだろうか。死にやしないだろうかと現実よりも過大に神経を使っていないか。それがいけないのだ」

ある日、カリアッパ師は天風を部屋に呼んで、膝の上に座っていた犬の前足をナイフでサッと傷つけた。次に「お前の手を出せ」と天風の手を取り、いきなりナイフで手首を切った。

「犬とお前と、どちらが先に傷を治すか見てみよう」

1週間後、呼ばれた。「この間の傷を見せてみよ」膝の上には、この前と同じように犬が座っている。天風の手首は赤く腫れ上がり痛みは去らなかった。

「犬の傷はもう跡形もなく治っているぞ。お前はどうして治らないのか」

「犬は獣だから治るのです」と天風は答えた。

「人間と犬とでは、どちらが進歩した存在なのか」

「人間です」

「人間であるお前が、傷の治癒ではなぜ犬に劣るのだ」

傷を例にとって天風の結核を治す秘訣を教えようとしていた。人間の自然治癒力は犬に劣るものではない。にもかかわらず犬は何故早く治ってしまったのか。天風の自然治癒力の働きが犬に劣っていたからだ。

自然治癒力が低下するのは、心が煩悩し、消極化した時である。天風は絶えず傷をかばい、化膿するかもしれないと心配して1週間過ごした。犬は傷の心配をしないから早く治ったのだ。

これまで天風は、結核について思わぬ日はなかった。熱や脈が気になり、片時も病が頭から離れることがなかった。この取り越し苦労が、自然治癒力の働きを低下させていたのだ。心のエネルギーはどんどん消耗されていく。食欲不振、睡眠不足で疲弊してしまう。

「そんなに肉体のことを気にする暇があったら、山に行って滝の音でも聴いていろ。病があっても病の事を考えなければその人は病人では無い。病がなくても病を心配すればその人は病人だ。体が病んでも心まで病ますな」

忘れている時に、一番自然治癒力は高まる。病は忘れることによって治るということです。

以下、ランダムに中村天風の言葉を挙げていきます。

「人は煩悶したり病になるために生まれてきた訳じゃない。喜びに満ち溢れ進化向上するという使命を全うするために生まれてきたんだ」

「一生一度の人生。楽しまなければ損だ」

「成るか成らないかなどと相対的二言論的な考えを排除する。出来るかな、失敗しないかなと思っていたら出来やしない。出来ると思う必要もない。出来ると思うことも肯定になるからいけない。やってりゃいいんだよ」

「否定も肯定もないような心になると、潜在意識の中に生まれながらに与えられた潜在能力が出て来る。潜在意識の活動作用を妨害さえしなければ良い。否定も肯定も無い心を虚心平気と言う。潜在意識の中にくだらない暗示があったら取ってしまえ」

「マイナーなことを考えなきゃいいんだ」

「積極的自己暗示を反復する毎に、心に描く映像の現実化的傾向が一層促進される」

「潜在意識は心のスクリーンに描かれた映像の通りにそれを実現する力を持っている」

3 情熱

サラリーマン時代の社是は、「誠意・熱意・創意」の〝三意主義〟でした。ある時、関西から来た部長が「誠意と熱意は誰にでもある。だが、創意は難しいもんでっせ」と言いました。

私は、誠意と熱意は誰にも負けないと思っていましたが、創意は全くありません。どうしたら良いのだろうと迷っていたら、松下幸之助曰く、

「君な、これだけは絶対に負けたらあかんというものがある。それは熱心さや。経験がなくても知識がなくても、熱心さにおいて誰にも負けなかったら道は必ず開ける」

これを読んで、なかなか努力しても身につけることが難しい創意が無くてもやっていけるのだと思い、安心した記憶があります。

「切に思う事は必ず遂ぐる也」（道元）
稲盛和夫も、「潜在意識に透徹する程の強烈な願望」と言いました。

「無我夢中」「没頭」

我を忘れて何かに没頭している時の自分が本当の自分で、一番幸せだと思います。


「知行合一」

陽明学に「知行合一」という教えがあります。「知って行わざれば知らざるが如し」。

30歳を過ぎた頃、仕事が上手くいかなくて悩んだ末、「考えたことは全て実行に移そう」と決めました。

大塩平八郎も三島由紀夫も陽明学徒でした。「行動しなければ何も分からない」という考えは、ますます強くなっています。

「創《はじ》めることを忘れない限りいつまでも老いない」
マルティン・ブーバー（宗教哲学者）

遅すぎることはない。いくつになっても何かに挑戦していたいと思います。

4 事を為す

「成名毎在窮苦時。敗事多因得志時」

名を成すはつねに窮苦の時にあり。事の敗るは多く志を得る時に因る。

北野武が1989年『その男、凶暴につき』で監督デビューしたのは、1986年フライデー事件の後だった。1997年『HANABI』でベネチア国際映画祭グランプリに輝いたのは、1994年にバイク事故を起こした後だった。

窮地における先決問題は「解決策」ではなく「意気消沈しないこと」

「心が折れない」これが最優先事項である。青菜に塩とならない。しなっとしてい

るくらいなら、鉄火場で博打でも打っていた方がいい。大切なのは明るいことと元気なことだ。（安岡正篤）

陰陽

安岡正篤は「思考の三原則」と言った。

一　目先に捉われないで、長期的に見る
二　一面だけでなく、多面的に見る
三　枝葉末節に捉われず、根本的に見る

しかし、体験的には、その前に「陰陽」の考えが重要だと思います。物事には必ず陰陽二面がある。「努めて、陽の面を観る」。思い通りに行かない時も「陽の面を探し出す」。いつまでも落ち込んでいる暇はない。「幸運は不運の姿をしてやってくる」ものだから。

学問の目的

『荀子』のなかに書かれた孔子の言葉に、学問の意義についてこうあります。

「窮して苦しまず、憂いて意《こころ》衰えず、禍福終始を知りて惑わざるが為なり」

（学問とは、窮したときに苦しまないため、憂えても気力を失わないため、物事の道理を知って迷わないために行うものだ）

人生の重要な局面においてこそ、学問の意義がわかるとのことです。逆に言えば、普段はなかなかその意義がわからないということでしょう。

「恒産なければ恒心なし」（孟子）
一定の財産や職業がなければ安定した精神や道徳心を保つのは難しい。確かに、経済的基盤は必要だと実感したことが何度もあります。

幸福の5条件（ユング）
1．健康
2．サムマネー

3．感動
4．人間関係
5．朝起きた時にやらねばならない仕事がある

一番目の健康はその通りだと想います。
二番目のお金については、チャップリンもこう言っています。「人生は素晴らしい、それを恐れなければ。必要なものは、勇気と想像力、そして少しのお金」
感動も不可欠。人間関係は言わずもがな。
では、仕事はどうなのか、ずっと考えていました。
「世の中で楽しく立派なことは生涯を貫く仕事をもつことだ」（福沢諭吉）
「有意義な仕事こそ、例外なく全ての人々の心身の健康保持に、従ってまた彼らの幸福のために必要不可欠である」（カール・ヒルティ）
いつの頃からか、「生涯現役」が一番幸せなんだろうと思うようになりました。

「莫妄想」

元寇の危機に瀕していた鎌倉時代、執権北条時宗は強大な元軍とどう戦えばよいかと悩み、中国から招いていた無学祖元禅師の元を訪れました。無学禅師は時宗に「莫妄想」と諭しました。つまり、「妄想することなかれ」。

時宗はこの一言で決心を固め、今できる限りの防備に全力を尽くして、あとは天命を待つ心境に至ったと言われています。

5 人間関係

「友情は利害関係の上に成り立つ」

山口瞳（作家）は次のように言います。

「あいつに会えば何か得るものがある。奢ってくれる。勉強になる。自分にないものを持っている。これが一方的にではなく相互にという関係でないといけない。そしてその間柄は尊敬六分軽蔑四分という風でないといけない。これが尊敬八分軽蔑二分になると友情は壊れてしまう。尊敬五分五厘軽蔑四分五厘でも関係は怪しくなる。つまり尊敬しながらも心のどこかで『あいつはしょうもないやっちゃ』と思っていないといけない。お互いにである」

見城徹（編集者、幻冬舎社長）も言っていた。「仕事と恋愛はギブアンドギブでいい。しかし友情だけはギブアンドテイク」

「恋愛は美しき誤解である。結婚は恋愛が美しき誤解であったことへの惨憺たる理解である」

オスカー・ワイルド（英国の詩人、作家）

美しい誤解のままの方が幸せなのでしょうか……。

「新怨をもって旧恩を忘るること勿れ」

心がけていないと、すぐ、受けた恩義を忘れてしまいます。

「相手は鏡」

「愛想の悪い人だなあ」と思うことがあります。まず、そんな時は自分の愛想が良くありません。「相手は自分の鏡」と考えた方がよさそうです。

「汝の敵を愛せよ」

この聖書の中の有名な言葉について、曽野綾子（作家）は次のように言います。

「聖書の中で『汝の敵を愛せよ』と言う。敵なんて愛せる訳がない。キリスト教なんて嘘だと思ってしまう。でも聖書はちゃんとギリシャ語を使い分けている。お互いに相手に好意がある時は『フィリア』という言葉で『愛』を表わす。そして、敵のように絶対にどうしても赦し難い相手に赦し難いままで愛を与えることが本当の愛で、それを『アガペー』という言葉で表現する。このように、聖書は嫌いな相手を心から好きになれとは書いていない。『嫌いなままでいいから愛するのと同じことをしろ』と書いてある」

「至誠にして動かざるものは未だこれ有らざる也」

吉田松陰（原典：『孟子』）

精一杯の誠意で相手に接すれば、それで心を動かされない人はいない、という意味です。性悪説を唱えた荀子の弟子である韓非子でさえ、「巧詐は拙誠に如かず」と言っています。

「疾風に勁草を知る」

強い風が吹いた時に、倒れない草が見分けられる。困難や試練に直面した時に、人の値打ちが分かる。

6　過去

「過去は思い出さない限り存在しない」

過去のことで苦しんでいた時期に出逢った言葉です。過去も未来も思わず、今出来ることを精一杯やろうと思っています。

「後悔はしない。反省はする」

反省は未来に向かってするものだと気づきました。

「忘却なくして幸福はありえない」

アンドレ・モーロワ（フランスの小説家）

住友生命元社長の新井正明は、入社後9ヶ月で応召。ノモンハン事件での戦傷により右足を切断した。陸軍病院に入っている間に安岡正篤の本を貪り読んだ。『続経世瑣言』の中の一説。

「どうにもならないことを忘れるのは幸福だ」という諺がドイツにある。また、カーライルは言った。「忘却は黒いページで、この上に記憶はその輝く文字を記して、読みやすくする。もしそれがことごとく光明であったなら何も読めはしない」

これを受けて安岡正篤は言う。「我々の人生を輝く文字で記すためには、確かに忘却の黒いページを作るがよい。いかに忘れるか、何を忘れるかの修養は非常に好ましいものである」

新井は言う。

「過去のどうにもならんことを忘れなければならない。召集令状さえ来なけりゃよかった。戦争に行って弾に当たらなけりゃよかった……。こういう過ぎてしまったことを色々考えてみたって、実際にはどうにもならん訳ですね。いくら言っても元には戻らない。そうなるとそれを忘れ去って、今日ただいまから将来を切り開いていかなきゃならないという気持ちに到達したわけです。宿命というものはある。しかし、運命は自分で変えられる、と安岡正篤先生から教わりました」

ニーバーの祈り

「神よ、変えることのできるものについて、それを変えるだけの勇気を我らに与えたまえ。変えることのできないものについては、それを受け入れるだけの冷静さを与えたまえ。そして、変えることのできるものと変えることのできないものとを識別する知恵を与えたまえ」

「これからがこれまでを決める」

済んだことは致し方ない。しかし、これまでがこれからを決めてしまうとは諦めたくない。過去は悔やまず未来は憂えず。これからがこれまでを決めると信じて、悠久の今に最善を尽くし続けたいと思います。

7 心のもちよう

「両忘」

この言葉は、「是非、善悪、苦楽など相対的な対立を忘れ去り二元的な考え方から脱する」という意味です。

私は曖昧な状態が不安で、一刻も早く白黒つけないと安心できない性格でした。

しかし、長年生きていると、そんなに割り切れるようなものではないと思うようになってきました。曖昧なこともそのまま受け入れて、「即今只今」を精一杯生きれば良いのではないかと思います。


「心配しないという覚悟」

不安は自己防衛反応だから、決して悪い感情ではない。スポーツ選手も、不安だから人一倍練習に励む。しかし、いつまでも不安や心配ばかりで努力しなければ有害無益と化す。

心配するだけで物事が好転するのであれば、いくらでも心配すればよい。しかし心配なんかする暇があったら、自分に出来ることは何かを考え抜き、それを実践することに全力を尽くすべきだ。心配の念が強過ぎると十分な能力が発揮できない。

芥川龍之介は「唯ぼんやりとした不安」という言葉を残して自殺した。不安や心配は「努力の契機」となる時にのみ意味がある。「心配する」ということは、「もしかしたら、そうなるかもしれないと思う」ことだ。

「そんなことがあってたまるか！」という事態に遭遇した時、二度と心配しないと決めた。覚悟した。潜在意識から不安や心配を追い出したとき、心の安寧が得られる。

六然訓《りくぜんくん》（崔後渠）

「六然訓」は古代中国の学者崔銑《さいせん》が残した言葉で、安岡正篤先生の座右の銘でした。

自処超然《じしょちょうぜん》：自ら処すること超然（自分自身は何事にも執着せず平然とし、自分自身の問題には一切捉われない）

処人藹然《しょじんあいぜん》：人に処すること藹然（人と接するときは、表情も態度も春の気のようにやわらいで穏やかな気持ちでいる）

有事斬然《ゆうじざんぜん》：有事の時は斬然（いったん事が起こると、ぐずぐずしないでテキパキと対処する）

無事澄然《ぶじちょうぜん》：無事の時は澄然（何も問題がない時は、水のように澄んだ心でいる）

得意澹然《とくいたんぜん》：得意の時は澹然（物事が上手くいって得意なときは、努めて淡々とし、

あっさりとした謙虚な態度でいる）
失意泰然《しついたいぜん》：失意の時は泰然（失意のときは、やせ我慢でいいから、ゆったりと構え落ち着いている）

不動智神妙録《ふどうちしんみょうろく》（沢庵宗彭）
「仏法は止まる・執着を嫌い申す。一の太刀にそっとも心を止めず二の太刀に向かう」
どんなに嫌なことや不安があっても、その気持ちに執着しない。

「悲観は気分に属し、楽観は意志に属す」
楽観的とは、良いことが起こるだろうという期待だけではない。大切なのは、行動によって状況を上向きに出来るという信念。特に、困難に直面した際にそうした姿勢であること。

「考える葦」

山田無文老師は、「『人間は考える葦』だとパスカルは言ったが、同時に『考え過ぎに耐えられない弱い葦だ』」とも述べ、考え過ぎ悩み過ぎの人生を戒めています。

「心に悩みがある時は、姿勢を正し呼吸を変えてみるのです。そして呼吸に専念していると、元々は根無し草の妄想・恐怖・不安・自責などの思いが次第に影を潜めていきます」

「行年五十にして四十九年の非を知り、行年六十にして六十化す」（『淮南子』より）

人間は歳をとるごとに固まっていきます。もうこれまでだと諦めてしまいます。しかし、いつまでたっても挑戦し続ける。行年七十にして七十化す。死ぬまで変わることを恐れない。進化し続けたいものです。

「思うて詮なきことは思わず」

これは天龍寺派管長をされた関牧翁《せきぼくおう》老師の言葉です。

牧翁老師は慶應義塾大学医学部在学中に「人生いかに生きるべきか」に悩み、武者小路実篤が提唱した「新しき村」で農業に従事しました。

しかし、それでも満足せずに岐阜県の瑞巌寺《ずいがんじ》で寺男のような生活をしていましたが、ある日、住職の講話を聞き「至道無難」という一句で、禅に進まれた方です。

「人間は『今・ここ』にないものを想像するから悩むのです」
東山紘久（臨床心理学者）

「自分に欠けているものについて悩んでいる人は、自分が持っているものに考えを向けてみなさい。そうすれば悩みは消える筈です」
デール・カーネギー（アメリカの作家）

「悩んでいる人は出来ることをしようとしないで、出来ないことをしようとする」
加藤諦三（社会学者）

「不可能なことに頭を悩ます暇があるなら、可能なことに全力を傾けよう」

松下幸之助

私も、済んだことやどうしようもないことを思い患い、苦しんだ時期がありました。

「どうにもならないことや解決できないことは考えない！」

そう覚悟し今に没頭するようになって、やっと悩みから脱却できました。

「天意夕陽を重んじ人間晩晴を尊ぶ」

渋沢栄一が晩年、好んで揮毫《きごう》した言葉です。

夕陽があんなに美しいのは、天がそういう生き方を称賛しているからだ。人間も晩年になるほど晴れ渡り、残照で周囲を照らすような生き方をしたいものだ。

「風疎竹に来たる」（『菜根譚』より）

風疎竹に来たる、風過ぎて竹に声を留めず。雁寒潭を渡る、雁去りて潭に影を留めず。故に、君子は事の来たりて心始めて現る。事去りて心随って空し。
（まばらな竹林に一陣の風が吹くと葉が擦れる音がするが、風が吹き去ると静けさが戻る。雁が寒潭の上を飛ぶと水面にその影が映るが、飛び去ってしまうとその影はもうない。そのように、君子は何か事が起こって初めて心が沸き立ち、過ぎ去れば心は何事も無かったように静まりかえる。）

いつもこのような心境でいたいと思っています。

8　祈り

近年注目される量子力学は、「祈り」といった心のはたらきを科学的に実証しようとする試みです。

素粒子と聞くと粒をイメージしますが、実際は粒のように見えていた素粒子は波でしかない。その波である素粒子は現れたり消えたりする、実体のない非常に不確かで曖昧な存在なんですね。原子の中にそのような曖昧な素粒子があって、その原子が集まって分子になり、分子が集まって細胞になり、さらに細胞が集まって私たちの体が作られている。私たちは自分の体を確かな物質だと信じているけれども、量子力学から見れば実体のない素粒子の集まりであって雲のようにモアモアした曖昧な存在だと言えます。

また、現在素粒子は十七種類あることが分かっていますが、その中でも「フォトン」という素粒子が私たちの意識や感情をつくっていると考えられているんです。私たちは普段から無意識のうちにフォトンに意識や感情を載せて発振、もっといえばフォトンの波（周波数）を飛ばしている訳です。「幸せだ」という思いを抱けば「幸せだ」という周波数を帯びたフォトンが、「悔しい」という思いを抱けば「悔しい」という周波数を帯びたフォトンが発振されていく。

ここで大切なのは、それぞれのフォトンは同じような周波数同士で反応、共振し合う性質を持っていることです。

「幸せだ」というフォトンを発振すれば「幸せだ」という他の周波数と共振して実際に幸せな現象を呼び寄せてくる。

私たちの人生は日々どのような思いを抱き、どのような周波数を発振しているかに大きく影響されているということです。

それはそのまま宗教の祈りにも通じます。家族や皆が幸せでありますようにと祈ることで、幸せのフォトンが発振されその人や周囲が調和に満ちた穏やかな状態になっていく。人々が祈りを捧げる神社や寺院に行くと、なぜか心が落ち着くのは、場が調和の周波数に満たされているからでしょう。

（村松大輔「量子力学」『致知』２０２４年４月号より）

祈りには科学的な根拠があったのです。泰門庵《たいもんあん》住職の堀澤祖門師も、「唯物論的科学では祈って何になるんだと言われていたのが、量子力学によって祈りは意味があるものだと分かった。これは宗教者として大いに励まされました」と述べています。

思い（波動）は伝わるのでしょう。植物にモーツァルトを聴かせると成長が促進されると聞いたことがあります。ユングや鈴木大拙が言っていた、集合的無意識（collective unconscious）も似たような概念なのかもしれません。

9 死

「死は生の中にあり：メメント・モリ」

私は生来怖がりでした。一時期、どうしたら良く死ねるだろうかと考えていました。しかし、生か死かの二元論では埒が明かない。「死は生の中にあり」「良く生きる者だけが良く死ねる」そう考えたら随分と楽になりました。

では、生きることだけ考えていたらよいのでしょうか？

メメント・モリ（memento mori）とは、ラテン語で「死を想え」という意味です。死を想えば、いかに生を充実させるか考えざるを得ない。もし明日死ぬと分かったら、人は「快楽に耽《ふ》けよう」と思うでしょうか？　それとも「みっともないことは出来ない」と思うでしょうか？


「Live Deep」

長く生きられないから「深く生きる」ことが大切なのでしょう。死を想うことも、深く生きることに繋がるのかもしれません。

人は生きたようにしか死ねないようです。


「死は眠りであり永遠の忘却である」

日野原重明医師は、この言葉でウィリアム・オスラーに私淑したそうです。

私も脳梗塞で死にかけた経験があるので分かるような気がします。これで死ぬのかなと思いながら、不思議と恐怖心はありませんでした。

皆様も葬式で亡くなられた方のお顔を見られたことがあると思います。皆、安らかなお顔をされています。死ぬ間際に、サムシング・グレートが「お前も精一杯生きてきたな」と、フッと脳内モルヒネを出してくれるからでしょうか。

『葉隠』

「武士道と云うは死ぬことと見つけたり」と唱えた山本常朝（佐賀藩士、『葉隠』の口述者）は、同時に、「人間の一生は誠にわずかの事なり。好いた事をして暮らすべきなり。夢の間の世の中に、好かぬ事ばかりして苦しみて暮らすは愚かな事なり」と言いました。

死を覚悟して生きることが、充実した生に繋がるのでしょう。

遠藤周作のエッセイ集『眠れぬ夜に読む本』の中にあった話。

「死ぬ瞬間」で知られる精神科医エリザベス・キューブラー＝ロスは全米の250人に上る〈蘇生者〉（医師から死を宣告されたにもかかわらず息を吹き返した患者）全員に「息を吹き返すまでにどんな体験をしたか」質問した。蘇生した患者らの回答には三つの共通点があった。

①死んだ瞬間、自分の遺体を取り巻く医師や家族達の姿をハッキリと見た。

②自分より先に死んだ肉親や愛する者～父や母、夫や妻、そして恋人がそばに来て助けてくれようとした。愛する者と再会できた。
③あたたかい光に包まれ、その光の源の方へ行きたいと思った。
〈蘇生者〉たちは以上のような体験の後で息を吹き返していた。その結果を京都の学会に来て語ったのである。遠藤周作はこんなことを言っていた。

「もしロスが、宗教を説くためにそんなスピーチをしたというなら、自分は荒唐無稽なものとして退けただろうが、彼女は一人の医師としてインタビューの結果を報告したに過ぎない。しかもその報告の途中で『今は、私はもうひとつの世界が我々の死後にあることを信じます』と語っていることは注目に値する」

死んだらおしまいというのではなく、死んだ後の世で先に亡くなった愛する人に会えるというのは何と嬉しいことでしょうか。

「倶会《くえ》一処《いっしょ》」（阿弥陀経）
倶《とも》に一つの処《ところ》で会うことです。極楽往生したら、先に極楽に行っているご先祖様や親しい人たちに会える。

「ついに行く道とはかねて聞きしかど昨日今日とは思わざりしを」

平安時代の歌人、在原業平が病気で臥せっていた時に詠んだ歌です。

いっぽう、江戸の狂歌師で蜀山人の別号でも知られる大田南畝は今際《いまわ》の際《きわ》に、

「今までは人のことだと思ふたに俺が死ぬのかこいつはたまらん」

と、ちゃかしました。

覚悟だけは常にしていたいものです。

あとがき

私は自らの未熟さ故に、60歳で離婚しました。子供たちに心の痛手を負わせてしまった。

どうしたらよいのか。いくつになっても懸命に働いている姿を見せるのが一番だろう。そう思い、70歳を過ぎた今も年中無休で働いています。死ぬ間際まで働くつもりです。

また、私は何度も倒れました。しかし有難いことに多くの方々が支えてくださり、その都度何とか立ち上がることができました。この私の経験や悩み考えたことは、これから子供たちが荒波を渡って行く上で何らかの羅針盤にならないだろうか。そう考えて、当時の記録を元にまとめたのが本書です。

我が最愛の子供たち、遼太郎・千枝・暁子に捧げます。

全てはプロセスである
一生涯「昨日の俺じゃない」
修証一如
死ぬ間際まで eternal now　悠久の今を生き切りたい！

山口幸広（やまぐち・ゆきひろ）
1954年生まれ。1976年、長崎大学経済学部卒業・凸版印刷株式会社入社。2014年、行政書士試験合格・定年退職。2015年、幸行政書士事務所開業。

E-mail：y_aquarius_arc@yahoo.co.jp

人生、本番は六十歳から！——数々の重病に打ち克った私の健康法と考え方

2025年4月1日　初版第1刷発行

著者 ———— 山口幸広
発行者 ——— 平田　勝
発行 ———— 共栄書房
〒101-0065　東京都千代田区西神田2-5-11 出版輸送ビル2F
電話　03-3234-6948
FAX　03-3239-8272
E-mail　master@kyoeishobo.net
URL　https://www.kyoeishobo.net
振替　00130-4-118277
装幀 ———— 佐々木正見
印刷・製本 —— 中央精版印刷株式会社

ISBN978-4-7634-1123-5　C0095